AF462480

HYGIONOMIE

OU

RÈGLES POUR SE CONSERVER EN BONNE SANTÉ.

Typographie de FIRMIN DIDOT FRÈRES, rue Jacob, 56.

HYGIONOMIE

OU

RÈGLES POUR SE CONSERVER EN BONNE SANTÉ,

A L'USAGE DES HABITANTS

DE L'EMPIRE OTTOMAN,

PAR LE DOCTEUR

ARCHIGÉNÈS SARANTIS

(D'ÉPIBATÈS EN THRACE.)

Ἄσκησις ὑγιὴς, τροφῆς ἀκορίη, ἀοκνίη πόνων.

Ἱπποκράτης.

La nourriture modérée et l'amour du travail sont les deux choses qui conservent la santé.

HIPPOCRATE.

PARIS,

CHEZ L'AUTEUR, A L'AMBASSADE OTTOMANE,

RUE DES CHAMPS-ÉLYSÉES, N° 1.

1841.

شوكتلو قدرتلو عظمتلو مهابتلو پادشاه معدلت
دستكاه وشهنشاه معارف اكتناه
ولی نعمت عالم وولی نعمت بیمننتمز
افندمز حضرتلری

بوقوللری پدر والا كهرلری جنتمكان حضرتلرینك زمانلرنده پارسه عزیمت ایله مظلّ ظلیل معارفدلیل شهنشاهیلرنده تحصیل علوم طبابت وكسب دستمایهٔ معرفت ایتمش اولدیغمه بناءً تشكرًا لهذا النعمه ایفای فریضه عبودیت ومستظل سایهٔ معدلتوایهٔ ملوكانه لری اولان ممالك محروسه اهالیسنك صحت بدنیه لرینه خدمت ایتمك مقصدیله حفظ صحت اصولنه دائر جمع وتحریر ایتمش اولدیغم اشبو كتاب فوائد نصاب منافع اكتسابی عتبهٔ فلكمرتبه ملوكانه لرینه عرض وتقدیمه مجاسرت ایتمشمدر اكر منظور نیم نكاه شوكت اكتناه

پادشاهانه وپاریسده فرانسز وروسجه لسانلریله طبع وتمثیلنه ارادهٔ احسانعادهٔ شهریاریلری شرفصدور بیورلدیغی مثللو عساکر منتظمهٔ شاهانه وبالجمله تبعهٔ سلطنت سنیه‌لری حقنده مستلزم منفعت اولمق اوزره ترکی لساننه دخی ترجمه‌سی شایان مساعدهٔ احسانعادهٔ شاهانه‌لری بیوریلور ایسه بو چاکر کمقدر وخاکبرابرلرینک حائز کنجینهٔ مفخرت ودولت علیه لرینه من غیرحد خدمت غرضیله مشغول اولدیغم مساعئ سائرهٔ عاجزانه ایچون یکیدن باعث شوق وغیرت اوله‌جغی بی اشتباهدر

بمدینهٔ پاریس فرانسه
فی اواسط ربیع الاخر
سنهٔ سبع وخمسین
ومائتین والف

چاکر بی مقدار
ارشیژن سراندی
طبیب
م

A SA MAJESTE IMPÉRIALE

SULTAN-ABDUL-MEDJID-KHAN,

EMPEREUR DES OTTOMANS.

SIRE!

C'est sous les auspices de VOTRE MAJESTÉ IMPÉRIALE que je publie le premier travail que vos bienfaits et ceux de VOTRE AUGUSTE et GLORIEUX PÈRE m'ont permis de composer, dans le but de donner d'utiles directions aux habitants de VOTRE EMPIRE, pour la conservation de leur santé.

Cette *Hygionomie*, imprimée à Paris en français et en grec, ne serait peut-être pas indigne d'être traduite en turc usuel, afin que les armées ottomanes et les habitants musulmans de l'Empire pussent en tirer aussi quelque avantage.

Tout me fait donc, SIRE, un devoir sacré d'en offrir l'humble dédicace à VOTRE MAJESTÉ IMPÉRIALE; qu'ELLE daigne en agréer l'hommage comme l'expression de ma vive et profonde reconnaissance. Ce sera un nouvel encouragement pour l'exécution d'autres travaux dont je m'occupe actuellement, dans l'unique intention de me rendre utile à Votre service.

Je suis avec le plus profond respect,

SIRE!

De VOTRE MAJESTÉ IMPÉRIALE

Le très-humble, très-obéissant,
très-fidèle serviteur et dévoué
sujet.

Paris, le 10 juin 1841. ARCHIGÉNÈS SARANTIS.

PRÉFACE.

L'usage modéré des choses qui sont nécessaires à notre existence entretient la vie et conserve la santé ; leur mauvaise qualité altère l'une et abrége l'autre. Il est donc très-important de les bien connaître et de savoir les choisir.

C'est au savant Hallé que nous devons la meilleure classification de ces articles. Mon plan, différent de celui de ce savant professeur, ne me permettra pas de m'étendre avec détail sur toutes ces choses; je me contenterai seulement d'examiner quelles sont les causes des maladies, et par quels moyens nous pouvons les éviter pour conserver la santé, et prolonger autant que possible notre existence.

Les ouvrages qui m'ont servi de base pour composer ce travail sont ceux des professeurs Hallé, Rostan, Andral, Huffeland, Hug, etc., auxquels j'ai ajouté tout ce que j'ai pu puiser dans les cours des savants professeurs de l'école de Paris. Si mon travail peut être de quelque utilité à mes compatriotes et concitoyens, ils devront reporter leur reconnaissance sur ces respectables maîtres auxquels la mienne est acquise à jamais.

Je ne dois pas moins de reconnaissance à M. Jouannin, dont les bons conseils, la bienveillance, les recommandations et les secours ont beaucoup aidé au perfectionnement de mes études et à l'exécution de ce travail.

Cependant on me dira sans doute qu'il n'y a pas grand mérite à transcrire des citations, et qu'en agissant ainsi je n'apprendrai rien de nouveau à personne.

Certes je n'ai pas la prétention de n'écrire que des choses neuves : mais il est dans les sciences et dans les arts une espèce de monnaie courante qui appartient à tout le monde, et dont tout le monde peut faire usage selon son désir. Ce sont des matériaux de construction et des règles générales d'architecture qui appartiennent à tous les artistes ; il est permis à chacun d'eux d'employer ces matériaux comme il juge à propos ; heureux celui qui sait en tirer un grand parti, et qui en construit les Pyramides le Colisée, ou le Louvre ! C'est dans la manière de disposer ces matériaux, d'appliquer les principes reçus ; c'est dans la découverte de quelques rapports nouveaux, inaperçus, et peut-être aussi dans la rencontre fortuite de quelque route inconnue que consiste le principal mérite des grands architectes.

J'ose espérer que le lecteur ne jugera pas trop sévèrement ce premier écrit si imparfait. Je n'ai eu d'autre but que celui d'être utile à mes concitoyens, et d'engager par mon exemple ceux d'entre eux qui viennent étudier en Europe, à publier aussi le résultat de leurs travaux. C'est le moyen le plus puissant et le diplôme le plus irrécusable pour prouver qu'ils n'ont pas dépensé inutilement ni leur temps ni l'argent de la patrie; et, de son côté, la patrie, en retour de l'utilité qui ressortira de leurs publications, les en récompensera par une réputation méritée dont elle se plaira à favoriser le développement.

Mon ouvrage étant destiné à toutes les classes de la société, j'ai été obligé tantôt d'être court, et tantôt d'être plus long. J'ai eu surtout en vue les jeunes gens, persuadé que c'est à leur âge qu'on pose les fondements d'une vie longue et exempte de maladies, et qu'on ne saurait pardonner aux instituteurs de la jeunesse la négligence qu'ils mettent à l'instruire de tout ce qui concerne son bien-être physique. Tel est le motif pour lequel je me suis attaché de préférence à développer les points qui concernent plus particulièrement cet âge. Tel est aussi celui qui m'a déterminé à écrire de manière que les jeunes gens puissent lire sans danger cet ouvrage. Je crois qu'il serait avantageux de leur en recommander la lecture, et surtout d'en faire usage dans les écoles, pour que les instituteurs ne soient plus exposés au reproche dont je viens de parler sur l'ignorance où ils laissent leurs élèves d'une branche d'études si importante pour l'humanité.

D'après le point de vue sous lequel j'envisage mon sujet, je devais le traiter non-seulement en médecin, mais encore en moraliste. Peut-on écrire quelque chose sur la vie de l'homme, sans pénétrer également dans le monde moral ? Aussi, plus je m'en suis occupé, plus je me suis convaincu que l'homme physique est inséparable de l'homme moral : la perfection physique et la perfection morale sont aussi étroitement unies que le corps et l'âme.

CONSIDÉRATIONS

SUR

LA MÉDECINE.

La médecine est une science si compliquée et si étendue qu'elle demande des études assidues et approfondies, qu'elle exige même une disposition toute particulière des facultés sensitives et intellectuelles. On n'est pas médecin lorsque l'on connaît quelques recettes, comme certaines personnes se l'imaginent; il n'y a que celui qui, d'un coup d'œil, peut saisir le rapport des médicaments avec les causes des maladies, et embrasser tout l'enchaînement des causes et des effets d'après lequel on prescrit tel ou tel remède; en un mot, il n'y a que celui qui est capable d'appliquer utilement ce remède qui mérite le nom de médecin. Il suit de là que la médecine ne peut jamais être l'apanage de la multitude; celui qui n'est pas médecin de profession, ne doit pas exercer l'art de guérir. Je vais donc examiner ici les questions relatives aux personnes qui n'exercent pas la médecine. J'examinerai, 1° quels sont les moyens à employer pour prévenir les maladies? 2° comment doit-on les traiter lorsqu'elles se sont déclarées? 3° comment faut-il employer le médecin et la médecine pour prolonger la vie?

I. *Moyens de prévenir les maladies.*

Les maladies proviennent de deux sources: de la cause qui les fait naître, et de la disposition qu'a le corps à en être affecté. Il n'y a donc que deux moyens de les prévenir: l'un, d'éloigner les causes; l'autre, d'ôter au corps cette disposition d'être affecté par elles. Voilà la base de toute la diététique médicinale et de toutes les méthodes prophylactiques. Le premier moyen est le moins sûr; car, tant que nous ne pourrons pas nous soustraire à la vie sociale et à l'influence des circonstances au milieu desquelles elle nous place, il nous sera difficile d'éviter toutes les causes de maladies. Plus même nous fuyons ces causes, et plus elles agissent avec violence sur nous, lorsqu'elles viennent à nous atteindre. Ainsi il n'y a personne à qui le refroidissement fasse plus de mal que celui qui a l'habitude de se tenir bien chaudement. Le second moyen vaut donc beaucoup mieux que le premier: il faut éviter les causes des maladies auxquelles on peut se dérober, mais en même temps s'accoutumer aux autres, et se rendre insensible à leur action.

Les causes des maladies qu'il importe surtout d'éviter autant que possible, sont: les excès dans les plaisirs de la table ou dans les jouissances de l'amour; l'impression d'une chaleur très-intense ou d'un froid très-considérable; le passage subit du froid au chaud ou du chaud au froid; les passions violentes, la tension trop forte de l'esprit, le trop ou trop peu de sommeil, les suppressions des évacuations naturelles, et les poisons.

En même temps, on doit chercher à rendre le corps insensible à l'action de ces causes, ou du moins à l'endurcir contre elles. Voici la marche que je recommanderai à cet égard. D'abord on ira tous les jours respirer le grand air. Quelque temps qu'il fasse, qu'il pleuve, qu'il vente, qu'il neige, on se promènera pendant quelques heures, en plein air, à pied ou à cheval. Cette excellente habitude contribue beaucoup à endurcir le corps et à prolonger la vie. Elle finit par rendre insensible aux intempéries de l'atmosphère. Aussi convient-elle surtout aux personnes atteintes de rhumatismes ou de la goutte. On se lavera tous les jours le visage à l'eau froide, on ne s'habillera pas trop chaudement, on évitera de tomber dans l'inertie absolue, et l'on s'entretiendra dans un état habituel d'activité par la promenade, les frictions et les exercices de la gymnastique; car plus le corps est passif, et plus il est disposé à l'invasion des maladies. Enfin on s'accordera une certaine latitude dans le genre de vie qu'on se sera tracé, c'est-à-dire qu'on ne s'astreindra pas rigoureusement à toutes les lois de l'Hygiène, et qu'on pourra se permettre de légers écarts en dehors du cercle journalier des habitudes. Quelque bonne que soit la manière de vivre adoptée, celui qui en devient esclave ouvre par cela même une porte aux maladies; car, dès qu'il cesse de faire ce qui est devenu pour lui une seconde nature, sa santé se trouve compromise. De légers écarts peuvent même être utiles par l'espèce de révolution qu'ils occasionnent dans notre corps, en épurant les humeurs, en ouvrant les canaux et en dissipant les congestions. Il n'y a pas jusqu'aux choses pernicieuses qui perdent même de leurs qualités nuisibles quand on s'y accoutume. Ainsi, dormir de temps en temps un peu moins qu'à l'ordinaire, boire un verre de vin de plus, manger plus copieusement, prendre des choses plus difficiles à digérer, s'échauffer ou se refroidir un peu par suite de l'exercice de la danse, du cheval ou de toute autre manière; se fatiguer même quelquefois jusqu'à un certain excès, passer un jour entier sans prendre d'aliment, etc., ce sont là autant de moyens qui contribuent à endurcir le corps, et donnent, pour ainsi dire, plus d'ampleur à la santé, en l'arrachant à l'esclavage de l'habitude, à cette uniformité qu'il nous serait d'ailleurs presque impossible d'observer rigoureusement.

Ce qu'il y a encore d'essentiel pour prévenir les maladies, c'est de chercher à découvrir quelles sont celles auxquelles on est naturellement prédisposé, afin de paralyser cette prédisposition, ou au moins d'éviter les occasions qui pourraient la développer. C'est sur cette base que repose la diététique individuelle. En effet, chacun doit observer un régime particulier approprié à ses dispositions, à telle ou telle maladie. Mais la prescription de ce régime, qui exige de grandes lumières, est essentiellement du ressort du médecin, et non de celui de l'individu lui-même. Je conseille donc à chacun de se faire examiner par un homme habile qui lui indiquera les maladies auxquelles sa constitution peut l'exposer, et le régime qui convient le mieux à sa santé. Sur ce point si important, les anciens étaient plus sages que nous : ils se servaient plus qu'on ne le fait aujourd'hui de la médecine et des médecins pour leur régime hygiénique. L'astrologie, la chiromancie et les autres pratiques de ce genre servaient même à déterminer le caractère physique et moral de chaque individu; et il était facile alors de lui prescrire en conséquence tel genre de vie et tel régime. Certes on ferait mieux de consulter un médecin, sur cette hygiène, que de se mettre dans la nécessité d'avoir tous les huit jours à lui demander un vomitif ou un purgatif. Il faudrait, à la vérité, ne consulter que des hommes habiles et capables de penser par eux-mêmes, et non point des empiriques toujours prêts à donner des formules à tort et à travers. Supposons maintenant que l'on ne puisse avoir recours à un bon médecin : il faut ici songer à mettre autant que possible les personnes qui n'ont pas étudié l'art de guérir, en état de se former une opinion sur la constitution que la nature leur a donnée. Il y a plusieurs moyens d'arriver à ce but.

1° On s'attachera d'abord à bien connaître la disposition héréditaire. Il y a des maladies qu'on peut recevoir de ses parents, telles que la goutte, les hémorroïdes, la pierre, la phthisie pulmonaire. Si ces maux étaient enracinés chez nos parents au moment où nous avons été engendrés, il est probable que nous avons de la disposition à en être attaqués. On peut cependant, à l'aide d'un régime convenable, empêcher qu'ils ne se déclarent.

2° L'éducation reçue dans l'enfance peut avoir donné des dispositions à certaines maladies. C'est ce qui arrive surtout lorsqu'on a trop accoutumé les enfants à la chaleur ; car cette habitude dispose à transpirer pour le plus léger motif, et diminue la tonicité de la peau : circonstances qui prédisposent toujours aux affections rhumatismales. Le travail intellectuel prématuré et l'onanisme déterminent une foule de maladies nerveuses.

3° Certaines maladies sont attachées à certaines constitutions. Ainsi celui qui a la taille élancée et mince, le cou long, la poitrine aplatie, avec les épaules saillantes, et dont la croissance a marché avec une grande rapidité, doit chercher à se préserver de la phthisie pulmonaire, surtout jusqu'à l'âge de trente ans. Celui qui a le corps ramassé, le col court, et une grosse tête qui paraît comme enfoncée entre les deux épaules, est sujet à l'apoplexie, et doit éviter tout ce qui peut la faire naître. En général, les personnes contrefaites ont toujours plus ou moins de disposition aux maladies de poitrine.

4° Il faut étudier son tempérament. S'il est sanguin ou cholérique, on doit craindre les maladies inflammatoires. S'il est phlegmatique ou mélancolique, les maladies nerveuses et chroniques seront celles qu'on aura le plus à redouter.

5° Le climat et la localité dans laquelle on vit peuvent faire naître la prédisposition à certaines maladies. Ainsi le froid et l'humidité engendrent les fièvres nerveuses, muqueuses et intermittentes, la goutte et les rhumatismes.

6° Il faut s'attacher à découvrir quel est le plus faible de tous les organes. Chaque homme a son côté faible, au physique de même qu'au moral; et c'est sur cette partie que les causes morbifiques se fixent de préférence. Lorsque, par exemple, on a le poumon faible, toutes les impressions se concentrent sur cet organe, et l'on éprouve à chaque instant des rhumes ou d'autres maladies de poitrine. Il en est de même de la faiblesse de l'estomac, qui rend sujet aux cardialgies, aux indigestions et aux affections saburrales. Quand on sait quelle est la partie faible du corps, on peut contribuer puissamment à prévenir les maladies et à prolonger la vie, soit en garantissant cette partie de toutes les causes morbifiques capables d'agir sur elle, soit en la fortifiant pour diminuer sa susceptibilité. L'essentiel pour chaque homme est donc de connaître sa partie faible, et celui qui n'est pas médecin peut facilement y parvenir. Il n'a, en effet, à observer que l'organe qu'affectent le plus vivement les émotions et les passions vives : là se trouve évidemment la partie la plus faible. Si les émotions provoquent la toux et font naître des picotements dans la poitrine, c'est le *poumon ;* si elles occasionnent des pesanteurs d'estomac, des nausées, des vomissements, c'est l'*estomac.* On observera également quel est le point vers lequel se réfléchissent d'autres impressions capables de produire des maladies, comme, par exemple, la réplétion de l'estomac, le refroidissement, l'échauffement, un exercice trop violent, etc. Si c'est la poitrine qui en souffre, alors nul doute qu'elle ne soit la partie la plus faible. Il n'est pas moins important de remarquer vers quel point le sang et les humeurs se portent en plus grande abondance ; car la maladie se fixera, plus aisément que partout ailleurs, dans la partie qui est ordinairement la plus rouge ou la plus chaude, et qui se couvre de sueur au moindre effort, lors même que le reste du corps demeure sec. On peut aussi compter que l'organe qu'on a le plus exercé est le plus faible. Tel est le cas du cerveau dans l'homme de lettres, de la poitrine dans le chanteur, de l'estomac dans le gastronome, etc.

Il me reste actuellement à parcourir les principales et les plus dangereuses d'entre les prédispositions aux maladies, afin d'apprendre aux gens du monde quels sont les caractères qui les font connaître, et quel est le régime que chacune d'elles réclame.

1° La disposition à la phthisie pulmonaire, l'une des plus redoutables de toutes les maladies, se reconnaît à des marques certaines. Les personnes chez lesquelles on l'observe, ont le corps et la poitrine constitués comme je l'ai dit tout à l'heure; elles n'ont pas encore atteint leur trentième année, car après cet âge on est bien moins exposé à devenir poitrinaire. Leurs parents ont succombé à cette cruelle maladie. Elles sont sujettes à s'enrouer subitement, sans être enrhumées, et cet enrouement va quelquefois même jusqu'au point de leur faire perdre entièrement la voix. Toutes les fois qu'elles parlent, qu'elles courent, qu'elles gravissent une hauteur ou qu'elles montent un escalier, elles sont sur-le-champ essoufflées. Elles ne peuvent faire une inspiration profonde sans ressentir des douleurs dans la poitrine ou des envies de tousser. Leurs joues sont habituellement teintes d'une rougeur circonscrite, ou s'en couvrent subitement, et souvent même d'un seul côté. Après avoir mangé, elles ont les joues rouges et chaudes et les mains brûlantes. De temps en temps elles ressentent des picotements dans la poitrine. Le matin, elles crachent de petits grumeaux qui ressemblent à du fromage ou à du suif, dont le volume ne dépasse guère celui d'un grain de millet, et qui répandent une odeur désagréable, lorsqu'on les écrase. La frayeur, la colère, en un mot, toutes les émotions et passions leur occasionnent des douleurs dans la poitrine ou des quintes de toux, accidents que provoque aussi le moindre refroidissement ou échauffement. A la plus légère infraction aux règles de la tempérance, elles sont sujettes aux rhumes de poitrine, dont elles se débarrassent difficilement. Lorsqu'on rencontre cette série de symptômes, et qu'il y a en outre des crachements de sang, on peut compter que la phthisie pulmonaire ne tardera pas à se déclarer. Celui qui les remarque chez soi doit s'interdire les boissons échauffantes, le vin, l'eau-de-vie, les liqueurs, les épices, les exercices violents, comme la course et la danse; il doit user des plaisirs de l'amour avec beaucoup de modération, ne pas courber le corps en écrivant, ne point appuyer la poitrine contre la table devant laquelle il est assis, et ne chanter ou parler ni trop fort ni trop longtemps.

2° Les caractères suivants sont ceux de la prédisposition aux hémorroïdes. Cette maladie n'a point été inconnue aux parents du sujet qui en éprouve les symptômes précurseurs. Il ressent de temps à autre des douleurs ou des élancements dans le bassin, et il souffre quelquefois du ténesme. Le ventre est habituellement serré. On est tourmenté par des démangeaisons fréquentes à l'anus, des sueurs abondantes dans cette partie du corps, et souvent aussi des maux de tête. Les personnes qui sont sujettes à ces accidents doivent renoncer à toutes les boissons échauffantes et celles même qui sont seulement chaudes, telles que le café, le thé, le chocolat; vivre en grande partie de légumes et de fruits, manger peu de viande, éviter les farineux, les pâtisseries, les aliments venteux, ne jamais rester assises pendant longtemps, prendre tous les jours beaucoup d'exercice, ne pas faire trop d'efforts pour aller à la selle, ne jamais se serrer le ventre, et se le frotter doucement tous les jours pendant un quart d'heure.

3° Il y a lieu de craindre l'hypocondrie, l'hystérie ou quelque autre maladie nerveuse, lorsqu'on est né de parents qui avaient les nerfs délicats, qu'on s'adonne de trop bonne heure à l'étude et à la vie sédentaire, qu'on a eu la funeste manie de l'onanisme dans sa jeunesse, qu'on a passé une grande partie de sa vie assis, renfermé et dans la solitude ; qu'on a fait abus des boissons chaudes et lu beaucoup de romans, qu'on a le caractère fort inconstant, de manière à passer tout d'un coup sans motif de la tristesse à la gaieté ou de la gaieté à la tristesse ; qu'on est souvent tourmenté par des maux d'estomac et par des vents durant le travail de la digestion ; qu'on ressent de temps en temps des inquiétudes, des battements, de la tension, du resserrement et autres symptômes extraordinaires dans le bas-ventre ; que le matin, à jeun, on éprouve une fatigue, une mauvaise humeur ou une incapacité totale, que le déjeuner, une tasse de café ou un verre de liqueur dissipe ; qu'on a du goût pour la solitude et le silence, de la timidité, de la défiance ; que les oignons et les légumes produisent des maux d'estomac et engendrent beaucoup de vents ; enfin que les selles sont rares ou irrégulières, et que le ventre est très-serré. En pareil cas, il faut renoncer à la vie sédentaire, s'accoutumer du moins à travailler debout sur un pupitre, ou, ce qui vaut encore mieux, parce qu'il est impossible de rester toujours debout, se tenir à cheval sur un siége de bois rembourré, en observant d'ailleurs de prendre tous les jours une ou deux heures d'exercice en plein air. L'équitation est aussi un excellent moyen dans cette circonstance. Il faut de plus prendre sur soi d'aller dans le monde, surtout de voir souvent les personnes dans lesquelles on a confiance, et de ne pas trop s'abandonner à son goût pour la solitude. — Les voyages, l'art de varier ses occupations, et l'air de la campagne sont les meilleurs préservatifs contre l'hypocondrie. On a vu des personnes qui étaient atteintes de cette maladie, au plus haut degré, guérir en passant six mois à la campagne, occupées de travaux champêtres, et soumises à un genre de vie rustique; car si l'on porte avec soi au village le luxe des villes, ce remède ne peut plus être d'une grande utilité. En général, quiconque éprouve les symptômes dont je viens de donner l'énumération, ferait mieux d'embrasser la profession des armes que de se consacrer aux travaux du cabinet. Les frictions sur le bas-ventre lui sont avantageuses; il peut les faire tous les matins, dans son lit, pendant un quart d'heure, soit avec la main, soit avec une étoffe de laine. Cette pratique aide à la digestion, favorise la circulation dans le bas-ventre, dissipe les engorgements, procure l'expulsion des vents et fortifie les organes. Qu'on se garde bien surtout de céder au penchant qu'ont les hypocondriaques à se droguer. Il faut s'abstenir par-dessus toutes choses des purgatifs, qui ne font qu'augmenter la faiblesse des organes digestifs. On fera sagement de ne consulter qu'un seul médecin, et de préférer à tous les autres celui qui est assez sage pour ne prescrire que des règles diététiques, et ne pas ordonner des médicaments inutiles. On s'abstiendra principalement des pâtisseries, du fromage, des farineux, des légumes et des corps gras.

4° Je ne puis me dispenser d'indiquer les signes qui annoncent la disposition à l'apoplexie, quoique cette maladie se développe ordinairement bien plus tard que les précédentes. Ce sont : un corps épais et ramassé, un cou court, un visage rouge et bouffi, des tintements et des bourdonnements fréquents dans les oreilles, des vertiges, et quelquefois des envies de vomir quand on est à jeun. Les personnes ainsi constituées éviteront de se surcharger l'estomac ; précaution sans laquelle il serait possible qu'elles périssent à table même : les exemples en sont nombreux. Elles se garderont de trop boire ni de trop manger, surtout le soir. Elles ne se coucheront pas immédiatement après avoir dîné et se tiendront la tête haute dans le lit. Enfin elles auront soin de ne jamais se refroidir ou s'échauffer trop, principalement aux pieds.

II. *Des moyens de traiter les maladies quand elles se sont déclarées.*

On peut réduire aux règles suivantes tout ce qui se présente à dire sur ce sujet.

1° Qu'on ne prenne jamais de médicaments sans raison suffisante ; car pourquoi se rendre malade sans nécessité ? L'habitude de se purger ou de se faire saigner périodiquement, dans la seule vue de prévenir des maux possibles, est donc très-pernicieuse. Il arrive quelquefois qu'en agissant ainsi on fait naître les maux qu'on voulait éviter.

2° Il vaut beaucoup mieux prévenir les maladies qu'être réduit à les guérir : ce qui entraîne toujours une plus grande perte de forces, et abrége d'autant la vie. On observera donc scrupuleusement les précautions que j'ai indiquées plus haut dans le but d'en éloigner le développement ou l'invasion.

3° Il faut être sur ses gardes aussitôt que la maladie se déclare. Les accidents qui paraissent les plus insignifiants au début, peuvent être le prélude d'une maladie fort grave. C'est ce qu'on voit souvent dans les fièvres. Les symptômes auxquels il faut toujours faire attention, parce qu'ils annoncent un danger imminent, sont une faiblesse extraordinaire, la perte totale de l'appétit, une grande soif, un sommeil interrompu ou agité par des rêves, la suspension ou l'accroissement des évacuations naturelles, le dégoût pour le travail, les maux de tête, et le frisson suivi de chaleur.

4° Dès qu'on aperçoit ce cortége de symptômes, rien n'est plus urgent que de *couper les vivres à l'ennemi*, et d'obéir, en se soumettant à une abstinence rigoureuse, à l'instinct salutaire dont la nature se sert en pareil cas pour inspirer à chaque animal ce qu'il y a de plus avantageux pour lui. Il ne faut rien manger, car la répugnance que les aliments nous inspirent prouve que nous ne pouvons alors digérer. En revanche, on boira beaucoup, mais de l'eau pure ou de légères tisanes délayantes. On se tiendra tranquille, et le mieux sera de se mettre au lit, car la faiblesse qu'on éprouve annonce assez que, dans ce moment, la nature a besoin de réunir toutes ses forces pour triompher de la maladie. On évitera de se refroidir ou de s'échauffer, par conséquent de s'exposer au grand air, ou de se tenir renfermé dans une chambre trop close et trop chaude. Ces moyens simples, que la nature elle-même nous indique si clairement, pourvu qu'on veuille entendre sa voix, suffisent dans une foule de cas, pour éloigner la maladie dès le principe. Huffeland cite à ce sujet l'exemple d'un respectable colonel, âgé de quatre-vingts ans; chaque fois que sa santé paraissait se déranger, il se contentait de jeûner et d'observer les règles que j'ai indiquées plus haut; jamais il n'avait eu besoin de prendre aucun médicament.

III. *Du médecin.*

Si l'on a occasion de voir un médecin, on le consultera plutôt pour savoir dans quel état on se trouve que pour obtenir de lui une ordonnance à prendre sur-le-champ. Mais si l'occasion ne se présente pas, il vaut mieux se contenter des moyens que j'ai indiqués, plutôt que d'avoir recours à des médicaments actifs qui pourraient devenir pernicieux. Ce sont surtout les purgatifs et les vomitifs qui nuisent à la santé, quand on les prend mal à propos.

1° Il faut avoir pleine et entière confiance dans son médecin, l'informer de tout ce qui peut avoir rapport à la maladie présente, et n'omettre aucun des symptômes qu'on éprouve actuellement. Ces précautions sont particulièrement nécessaires dans les consultations par écrit. On s'abstiendra de joindre au récit pur et simple des faits aucune réflexion ; disposition d'esprit assez ordinaire aux malades. On aura soin aussi de ne pas classer les symptômes qu'on éprouve d'après telle ou telle théorie qu'on se serait inculquée dans l'esprit, mais de raconter simplement ce que l'on a vu et avec toute l'impartialité possible.

2° On ne doit s'adresser qu'à un médecin digne d'inspirer la confiance, et non à celui qui débite des remèdes secrets, qui étourdit ses malades par un babil continuel, qui les importune par une indiscrète curiosité, qui dit du mal de ses confrères, qui ne prescrit que des remèdes héroïques, et joue toujours, comme on dit, quitte ou double, qui aime le vin ou le jeu, qui, enfin, se hâte d'écrire une ordonnance après avoir adressé quelques questions insignifiantes au malade. Tous ces défauts annoncent des connaissances superficielles et très-bornées, un mauvais cœur, ou un manque absolu de conscience. L'une des qualités qui distinguent le plus éminemment un médecin habile et zélé dans l'accomplissement des devoirs de sa noble profession, c'est le soin qu'il apporte à l'examen du malade, sans calculer le temps qu'il passe auprès de lui.

3° On se gardera surtout du médecin qui n'exerce son art que par intérêt ou par ambition. Le vrai médecin ne voit que la santé et la vie de son malade. Tout autre objet le détourne du droit chemin, et peut avoir des suites funestes pour celui qui se met entre ses mains. Car alors s'il aperçoit qu'en hasardant quelque chose pour sauver les jours d'un homme, il compromet sa réputation ou sa bourse, on peut être assuré qu'il aimera mieux laisser périr ce malheureux que de nuire à ses propres intérêts. Par la même raison, les malades les plus riches et les plus distingués seront ceux auxquels il prodiguera ses soins de préférence.

4° Le meilleur médecin est celui qu'on compte au nombre des amis. Il en coûte moins alors pour avoir confiance à lui. L'ami médecin nous connaît; il nous observe même lorsque nous nous portons bien, ce qui contribue beaucoup à l'éclairer sur le mode de traitement qui nous convient quand nous tombons malades. Il prend sincèrement part à notre situation, et travaille avec zèle à nous rendre la santé. Enfin il est bien plus disposé à faire des sacrifices en notre faveur que celui qui n'éprouve pour nous que le sentiment ordinaire et toujours un peu froid de la seule *humanité*. Qu'on cherche donc à se lier le plus intimement possible avec son médecin, et qu'on évite ensuite de rompre la chaîne de l'amitié par de mauvais traitements, par la méfiance, par la dureté, par l'orgueil, et par d'autres mauvais procédés dont les malades se permettent quelquefois de faire sentir le poids au médecin, mais toujours à leur propre détriment.

5° On doit se défier du médecin qui fabrique et vend des remèdes secrets. C'est un ignorant, un charlatan, ou un homme avide, qui fait plus de cas de ses intérêts que de la vie et de la santé d'autrui. En effet, si le remède dont il fait mystère n'a aucune efficacité, on ne peut pas sans doute imaginer d'imposteur plus méprisable que lui, puisqu'il s'attaque en même temps à la santé et à la bourse. Si, au contraire, l'arcane a réellement de l'importance et de la valeur, il doit appartenir au genre humain tout entier; c'est une action très-immorale que d'en priver les autres, et en même temps se rendre coupable envers tous ceux qui n'en font pas usage, ou qui ne l'emploient pas d'une manière convenable, parce qu'il n'est pas connu, qu'on ne peut pas se le procurer partout, et que les médecins éclairés ne sont point à portée d'en faire la juste application.

6° En général, c'est dans le choix d'un médecin qu'il faut avoir le plus d'égard à la moralité. Dans quelle profession la moralité est-elle plus nécessaire que dans celle-ci ? Si l'homme à qui l'on confie aveuglément son existence, dont aucun tribunal n'a le droit de juger les actions, si ce n'est celui de sa propre conscience, si cet homme, qui, pour remplir parfaitement sa mission, doit sacrifier ses plaisirs, son repos, sa santé, et jusqu'à sa vie, si un tel homme, dis-je, n'agit pas uniquement d'après les principes de la morale la plus pure, s'il prend une politique astucieuse pour guide de sa conduite, nul n'est plus à craindre que lui, et il est plus dangereux que la maladie elle-même. Un médecin sans moralité est un monstre; il faut croire qu'il n'en existe pas de pareils.

7° Quand on a trouvé un médecin habile et honnête, il faut avoir en lui une confiance sans réserve. Cette confiance tranquillise le malade, et contribue puissamment à sa guérison. Quelques personnes s'imaginent que plus elles rassemblent de médecins autour de leur lit, et plus elles doivent guérir aisément : c'est une erreur grossière. Un seul médecin vaut mieux que deux, deux valent mieux que trois, et ainsi de suite; de sorte que plus leur nombre augmente, et plus la guérison des malades devient improbable; elle finirait même par devenir physiquement impossible. Si, ce qui arrive rarement, il se présentait une maladie tellement obscure ou compliquée, que l'avis de plusieurs médecins fût jugé nécessaire, on les choisirait parmi ceux qui vivent ensemble dans des sentiments d'union et de confraternité. Mais la consultation ne doit avoir pour but que de fixer les idées sur la nature de la maladie et le mode de traitement qu'elle réclame. Quant à l'exécution du plan arrêté, il ne faut en charger que celui en qui on a plus de confiance.

8° On s'attachera à connaître les voies par lesquelles la nature paraît surtout disposée à opérer les crises, et dont elle a fait choix dans les maladies dont on a pu être atteint par le passé. Ainsi on notera soigneusement si ces dernières se sont terminées par des sueurs, des cours de ventre, des saignements de nez, ou des flux d'urine. Cette connaissance est de la plus haute importance pour le médecin ; car les voies que la nature semble préférer sont précisément celles vers lesquelles il doit chercher à diriger les efforts critiques dans les maladies.

9° La propreté est indispensable dans toutes les maladies. Il n'y en a pas une seule à laquelle on ne puisse faire prendre un caractère de gravité ou de putridité en négligeant cette précaution, car il suffit quelquefois de cette cause seule pour faire tomber malade. Ainsi on doit *changer de linge tous les jours*, mais avec les précautions nécessaires, *renouveler l'air*, *faire éloigner sur-le-champ les déjections*, *admettre peu de personnes auprès de soi*, *et ne souffrir dans sa chambre ni animaux*, *ni fleurs*, *ni restes de repas*, *ni vieux habits*, en un mot, rien de ce qui pourrait y répandre des exhalaisons quelconques.

DES SECOURS DANS LE DANGER DES MORTS VIOLENTES.

A quels moyens recourir lorsqu'il y a danger de mort ? Que faut-il faire lorsqu'un homme vient d'être noyé, pendu, étouffé, frappé de la foudre, empoisonné, etc. On peut sauver les jours de celui qui n'est qu'asphyxié. C'est là une partie de la médecine que chacun devrait bien connaître, puisque chacun peut se trouver dans le cas d'en faire usage, et qu'alors le succès dépend de la promptitude avec laquelle on administre les secours. En pareil cas, chaque instant est précieux, et le moyen le plus simple, employé à temps, produit plus d'effet que toute la science d'Esculape prodiguée une demi-heure après. Le premier qui se trouve sur les lieux devrait se regarder comme tenu d'appliquer aussitôt les secours convenables, et ne pas perdre de vue que la vie du malheureux qui est devant lui dépend quelquefois d'une seule minute.

Les morts violentes peuvent être rangées en trois classes, d'après le traitement qu'elles exigent.

Première classe.

Elle comprend les personnes qui ont été pendues, noyées, asphyxiées par un air méphitique, ou frappées de la foudre. Voici les moyens les plus simples et les plus efficaces qu'on puisse employer.

1° On mettra toute la diligence possible à retirer le corps de l'eau, ou à couper la corde, en un mot à éloigner la cause de la mort. Cette seule précaution suffit pour sauver l'infortuné, quand on l'emploie de suite. Malheureusement c'est ce qui n'a pas toujours lieu. Quant aux noyés, je suis persuadé que des mesures prises pour les tirer promptement de l'eau vaudraient souvent mieux que tout ce qu'on fait pour les rappeler à la vie. Lorsqu'on voit quelle maladresse et quelle mauvaise volonté la plupart des hommes mettent à cette œuvre importante, combien il règne encore de préjugés à cet égard dans toutes les classes de la société, on ne doit pas être étonné de ce qu'on sauve si peu de personnes. Il serait du devoir du gouvernement d'établir partout des établissements pour administrer les premiers secours aux noyés et asphyxiés, de détruire les préjugés populaires, de récompenser ceux qui montrent beaucoup d'humanité par leur secours, et de punir les négligences volontaires.

2° On déshabillera sur-le-champ l'infortuné, et on essayera de ranimer la chaleur dans toutes les parties de son corps. La chaleur est le premier et le plus universel des stimulants de la vie. Le moyen que la nature emploie pour allumer le flambeau de la vie est aussi le meilleur dont on puisse se servir pour le ranimer; c'est un bain tiède, à défaut duquel on fera usage de cendres, de sable, de couvertures bien chaudes, ou on lui appliquera des pierres chauffées sur diverses parties du corps. Si l'on néglige ces moyens, tous les autres sont inutiles. Il vaudrait mieux se contenter de réchauffer l'asphyxié plutôt que le tourmenter, comme on fait d'ordinaire, avec des ventouses, des brosses ou des lavements, tandis qu'on le laisse exposé aux atteintes du froid.

3° Ensuite, ce qui importe le plus, c'est de pousser de l'air dans les poumons, moyen qu'on peut fort bien combiner avec le précédent. On n'emploiera jamais à cet usage qu'un soufflet et des tubes convenables, parce que l'air qui s'échappe de la poitrine d'un homme vivant est altéré et serait trop peu stimulant.

4° Il serait bon de laisser tomber d'une certaine hauteur quelques gouttes d'eau froide ou de vin sur le creux de l'estomac. Ce moyen fort simple contribue souvent beaucoup à ranimer le cœur.

5° On frottera et brossera les mains, la plante des pieds, le bas-ventre et le dos; on chatouillera les parties très-sensibles, on titillera le nez et la gorge avec les barbes d'une plume, on placera un peu d'ammoniaque sous le nez, on exposera les yeux à la lumière d'une bougie, on agira sur le sens de l'ouïe par tout ce qui peut faire naître un grand bruit, etc.

6° On poussera de la fumée de tabac par l'anus; deux pipes placées au bout l'une de l'autre remplissent très-bien cet office. Si l'on peut disposer d'une seringue, on donnera des lavements, soit avec une décoction de tabac ou de moutarde, soit avec un mélange d'eau et de vinaigre ou de vin.

7° Dès qu'on aperçoit quelques signes de vie, on verse une cuillerée de bon vin dans la bouche du malade, et s'il l'avale, on recommence plusieurs fois de suite. On peut aussi, en cas de besoin, se servir d'eau-de-vie, à laquelle on ajoute deux tiers d'eau.

Ces moyens simples, et que chacun peut employer sans crainte, feront plus d'effet, si on en fait usage à temps, que les soins le plus habilement concertés ne pourraient en produire une demi-heure après. On a du moins la satisfaction d'avoir mis le temps à profit, et empêché la faible étincelle de vie qui reste encore de s'éteindre tout à fait.

Je ne peux pas me dispenser de citer ici un exemple dont l'imitation serait désirable. Un villageois trouva son enfant, âgé de quatre ans, dans l'eau, où il était peut-être resté une demi-heure environ. Tout le corps de cet enfant était bleu et roide. Les assistants le croyaient mort, et tous d'ailleurs étaient trop consternés pour songer même à lui donner le moindre secours. Une dame qui était présente aussi, crut devoir employer sur-le-champ les moyens dont elle avait entendu vanter l'efficacité par son mari (le docteur Brukner), médecin de la cour de Gotha. Elle ouvrit, non sans peine, la bouche de l'enfant, pour enlever les ordures qui s'y étaient introduites, le déshabilla en coupant ses habits, mit le corps dans l'eau tiède, le frotta doucement, et plaça un flacon d'ammoniaque sous le nez. Au bout de trois quarts d'heure, il parut un peu de rougeur sur les lèvres, et l'on aperçut de légères convulsions autour de la bouche. Alors on mit l'enfant dans un lit bien bassiné, et on lui frotta le corps et la plante des pieds avec des linges chauds. Deux heures après il se ranima. On lui fit prendre de l'émétique, on lui donna quelques lavements avec l'infusion de camomille; et, comme il ne réchauffait pas, on le coucha auprès d'une grande personne. Ces moyens furent couronnés d'un plein succès; l'enfant ne tarda pas à transpirer beaucoup, il vomit, et fut bientôt parfaitement rétabli.

Seconde classe.

Elle comprend les personnes gelées. Ces malades exigent un traitement particulier et tout différent du précédent : la chaleur les tuerait. Il faut les frotter avec de la neige, ou les mettre dans un bain froid. La vie se ranime d'elle-même, et dès qu'on en découvre quelques signes, on verse un peu de thé ou de vin chaud dans la bouche du malade, puis on le met au lit.

Troisième classe.

La troisième classe est celle des empoisonnements. Autrefois on comptait beaucoup en pareil cas sur l'huile et le lait, qu'on regardait comme des antidotes assurés. Les progrès de la chimie ne permettent plus de penser ainsi. La présence d'un médecin fort instruit est indispensable, lorsqu'il s'agit d'un empoisonnement; mais, jusqu'à son arrivée, on peut toujours provoquer le vomissement par la titillation de l'arrière-gorge et par d'abondantes boissons tièdes, attendu que ces deux moyens seront ceux que l'homme de l'art prescrira infailliblement, et qu'il suffit souvent d'un instant de retard pour détruire tout espoir.

DE LA VIEILLESSE.

Si l'on se conduit avec prudence dans la vieillesse, on peut s'en servir comme d'un moyen de prolonger la vie. Mais comme il est possible d'atteindre ce but sans s'écarter à certains égards des règles générales, je crois devoir mettre sous les yeux du lecteur les préceptes auxquels il importe de se conformer.

1° Comme il y a moins de chaleur naturelle chez les vieillards, on doit chercher à l'entretenir et à l'augmenter au dehors. Ainsi des vêtements chauds, un lit bien bassiné, une nourriture stimulante, et, s'il est possible, le passage sous un ciel plus chaud, sont autant de moyens qui contribuent à prolonger la vie.

2° Il faut que les aliments soient faciles à digérer, plutôt liquides que solides, chargés de principes nutritifs sous un petit volume, et plus stimulants qu'aux époques précédentes. Voilà pourquoi les soupes chaudes et épicées conviennent tant aux vieillards, de même que les viandes bien tendres et bien rôties, les végétaux nourrissants et un vin généreux. Le bon vin nourrit et les fortifie, sans les échauffer. On l'a nommé *le lait des vieillards*.

3° Les bains tièdes sont excellents pour augmenter la chaleur naturelle, favoriser les excrétions, surtout celles qui se font par la peau, et diminuer la sécheresse et la rigidité de toutes les parties du corps. Ils sont donc particulièrement appropriés aux besoins de cet âge.

4° On évitera toutes les évacuations considérables, telles que les saignées, à moins qu'elles ne soient impérieusement commandées, les purgatifs, l'exercice poussé jusqu'à provoquer la sueur, les jouissances de l'amour, etc. Ces évacuations épuisent le peu de forces qui restent, et augmentent la sécheresse.

5° A mesure qu'on avance en âge, il faut s'accoutumer à mettre de l'ordre et de la régularité dans ses actions. Le boire et le manger, le sommeil, l'exercice et le repos, les évacuations, les affaires, les occupations, tout doit être réglé et se succéder constamment dans le même ordre.

6° Il faut prendre de l'exercice, mais avec modération. Le meilleur est celui qui n'exige pas qu'on agisse, comme d'aller en voiture, et de se faire frotter tout le corps. Il est avantageux d'employer pour les frictions des substances odoriférantes et fortifiantes, qui diminuent la rigidité, et entretiennent la mollesse de la peau. On évitera surtout les trop vives commotions physiques, qui, à cet âge, sont un premier pas vers la mort.

7° Les affections douces et les occupations agréables de l'esprit produisent le meilleur effet. Mais il faut éviter les passions violentes, qui peuvent tuer subitement dans la vieillesse. Il faut tâcher d'acquérir ce caractère gai et serein, qu'engendre toujours le bonheur domestique, joint au souvenir d'une vie qui n'a pas été entièrement inutile, et à l'espérance d'un doux et heureux avenir, même au delà du tombeau. La disposition d'esprit qui naît de douces relations avec l'enfance et de la société des jeunes gens, est aussi très-salutaire aux vieillards ; leurs jeux et leurs saillies, leur vivacité même, ont, pour ainsi dire, la vertu de rajeunir le vieillard. L'espérance est surtout un excellent moyen de prolonger ses jours, dont il recule le terme, en s'occupant sans relâche de nouveaux plans, de nouvelles entreprises, pourvu que ces projets continuels ne puissent pas nuire, et qu'ils ne tendent qu'à reculer en idée le terme de l'existence. Aussi voyons-nous qu'un instinct secret y porte tous les vieillards : ils bâtissent des maisons, plantent des jardins, et trouvent un plaisir infini dans cette consolante et douce illusion, par laquelle ils semblent vouloir en quelque sorte s'assurer de la vie.

CHAPITRE PREMIER.

DES TEMPÉRAMENTS.

On entend par tempérament la constitution propre à chaque individu. Il résulte de la proportion entre les liquides et les solides, et surtout de la prédominance d'un des systèmes, sanguin, bilieux, lymphatique, nerveux, sur les autres. Une infinité de circonstances peuvent faire la constitution originaire des parties, et par conséquent le tempérament; car quel changement n'apportent point aux solides et aux liquides, l'âge, les aliments dont on fait usage, l'air que l'on respire, le climat que l'on habite, la manière de vivre que l'on observe, les exercices que l'on fait, etc.? Toutes ces circonstances ne changent point le fond du tempérament primitif, mais elles le font varier, et y apportent des modifications à l'infini.

On distingue en général quatre espèces de tempéraments simples, que l'on caractérise chacun par certains signes. Ces quatre tempéraments sont le *sanguin*, le *bilieux*, le *nerveux*, et le *lymphatique*.

I. *Du tempérament sanguin.*

Ce tempérament résulte de l'activité prédominante du sytème circulatoire, qui influence tous les autres; il est caractérisé au physique par un pouls vif, fréquent et régulier, un teint vermeil, une physionomie animée, une taille assez élevée, des cheveux blonds tirant sur le brun, des masses musculaires assez fermes, arrondies, quoique bien prononcées; un embonpoint médiocre. Au moral, les hommes de ce tempérament sont en général doués d'une susceptibilité nerveuse assez grande. Une prompte conception, une mémoire heureuse, une imagination vive et riante, les rendent gais, aimables, vifs, inconstants et légers. Ils sont en outre bons, généreux et enclins à l'amour.

Les personnes qui présentent ce tempérament doivent éviter les coiffures qui serrent avec trop de force le cuir chevelu; les cravates, les jarretières, qui serrent d'une manière si incommode et si nuisible la cuisse ou le jarret. Autant les bains tièdes, les bains frais et ceux de rivière sont utiles aux sujets sanguins, autant les bains très-chauds et très-froids ont de dangers pour eux. Plus que tous les autres individus, ils doivent redouter les mauvaises digestions. Déjà prédisposés, par le seul fait de leur tempérament, aux affections inflammatoires, les individus sanguins le sont encore davantage lorsqu'ils ne mangent que des aliments succulents, tirés du règne animal, salés, poivrés, épicés, lorsqu'ils s'abreuvent des vins les plus spiritueux et des liqueurs les plus fortes.

II. *Du tempérament bilieux.*

Le tempérament bilieux est regardé comme dépendant de l'abondance des sucs biliaires, suite du développement du foie, presque toujours accompagné de celui du système vasculaire sanguin. Il est caractérisé, au physique, par des cheveux noirs, une peau brune tirant sur le jaune, des yeux perçants, un embonpoint médiocre, des muscles fermes, des veines sous-cutanées saillantes, un pouls fort, dur et fréquent, et des mouvements brusques. Au moral, on observe un développement précoce des facultés intellectuelles, la fougue et souvent l'irascibilité. Les hommes de ce tempérament allient une vive sensibilité à la puissance de poursuivre longtemps la même idée; le courage, l'audace, l'impétuosité, l'inflexibilité, l'activité et la fermeté forment leur caractère.

Le régime qui convient aux personnes d'un tempérament bilieux est absolument le même que celui pour le tempérament sanguin. Plus que toutes les autres, elles doivent s'abstenir des aliments excitants et des liqueurs fortes, surtout à jeun; elles feront usage des boissons acidulées, chercheront des distractions, et s'éloigneront de ce qui pourrait faire naître des idées tristes.

III. *Du tempérament nerveux.*

Il est caractérisé par une impressionnabilité très-grande qui résulte presque toujours d'une vie sédentaire et studieuse, et d'un exercice immodéré des organes des sens. Les traits qui le distinguent sont, au physique, un teint pâle, une maigreur générale, des muscles peu développés et mous, un pouls petit, fréquent et serré; au moral, des idées exaltées, des sensations vives, des déterminations promptes et variables, un esprit mobile, impérieux et continuellement agité. Le climat, l'éducation , les habitudes et la nature de vivre modifient ce tempérament et peuvent le dénaturer complétement.

Les pays froids, l'air très-vif des montagnes ne conviennent pas, en général, aux personnes nerveuses. Les bains frais souvent répétés, pris surtout dans une eau courante, ont une influence favorable sur cette classe d'individus. Il en est de même des bains chauds suivis de lotions froides ou d'un bain froid. Elles éprouvent au plus haut degré les mauvais effets du bain froid. Quant au bain tiède, il les calme, lorsque l'irritation nerveuse est grande ; mais trop fréquemment répété, il ne fait que les rendre plus sensibles encore aux impressions extérieures.

Les aliments que les personnes nerveuses doivent préférer sont ceux qu'on nomme *adoucissants ;* les substances rafraîchissantes étant en général acides , leur conviennent moins. Les toniques ne sont pas sans avantages, surtout lorsqu'ils n'excitent pas trop. Quant aux aliments excitants, ils doivent être constamment rejetés du régime des personnes nerveuses, et de toutes celles qui ont quelques dispositions à le devenir. Ce que nous disons des aliments excitants est applicable aux vins très-alcooliques, aux liqueurs fortes, au café, et en général à toutes les boissons excitantes.

Les hommes qui se livrent avec ardeur aux travaux intellectuels sont en général d'une susceptibilité extrême. On ne saurait donc trop leur recommander d'alterner leurs occupations de cabinet avec la promenade, de faire de fréquents voyages à la campagne, de se procurer enfin du mouvement, comme aussi de ne pas pousser leurs travaux à l'excès.

Les sujets nerveux doivent éviter tout ce qui émeut trop vivement, et chercher à ramener la sensibilité, par une série de sensations progressivement moins fortes, à ce qu'il faudrait qu'elle fût pour ne plus être à charge à ceux qui la possèdent à un trop haut degré. Que ceux qui veulent se débarrasser de ce que leur sensibilité a d'excessif, agissent, se meuvent, prennent beaucoup d'exercice : qu'ils choisissent leurs occupations et une profession parmi celles qui exigent un travail musculaire assez considérable, alors même que leur fortune ne leur en ferait pas une nécessité. Un médecin du dernier siècle conseillait aux femmes vaporeuses qui réclamaient ses avis, de frotter leurs appartements, et parvenait de la sorte à les guérir.

IV. *Du tempérament lymphatique.*

Ce tempérament est caractérisé par la prépondérance du système lymphatique et le développement du tissu cellulaire. Les caractères physiques de ce tempérament sont des cheveux blonds ou cendrés, des formes arrondies, des muscles mous et cachés sous une grande quantité de tissu cellulaire, une peau décolorée, un pouls lent, faible et mou, un embonpoint considérable. Les caractères moraux sont des facultés intellectuelles sans énergie, une imagination sans vivacité, des passions modérées, une mémoire infidèle, une attention peu soutenue et un éloignement pour tout ce qui demande de l'activité, du courage et de la persévérance.

Rien n'est plus défavorable aux personnes lymphatiques que l'habitation des lieux bas, humides, marécageux; des rues étroites et obscures; des rez-de-chaussée humides et salpêtrés, de ceux surtout qui sont au-dessous du niveau du sol, et à plus forte raison des caves. On doit conseiller aux individus lymphatiques et à ceux qui sont menacés de scrofules, de fixer leur domicile dans des endroits élevés, où l'air est à la fois vif et sec, et dans des pays chauds.

Les bains tièdes sont trop énervants pour les lymphatiques ; mais il leur convient de prendre des bains frais d'eau courante , et même des bains chauds, surtout quand on fait suivre ces derniers d'affusions froides. Les lymphatiques doivent être vêtus légèrement; les frictions sèches leur sont utiles : il leur importe beaucoup plus qu'à toute autre personne d'éviter tout ce qui tendrait à faire dévier les os de leur direction naturelle, soit en fait de vêtements, soit par quelque attitude vicieuse.

Le régime animal, les viandes d'animaux adultes, la chair musculaire rôtie ou cuite à l'étuvée, les bouillons animaux, tous les aliments nourrissants et toniques, le vin, la bière, les bons cidres, etc., doivent faire la base de leurs repas. On ne saurait trop dire combien il importe de combattre la propension des lymphatiques à l'oisiveté, ou du moins pour une vie sédentaire. Les parents doivent placer leurs enfants, si la chose leur est possible, dans les établissements gymnastiques. Le choix d'un état mérite surtout une attention sérieuse chez ceux qui sont lymphatiques et qui ont des dispositions à devenir scrofuleux. On évitera de leur donner une de ces professions qui les confineraient du matin au soir dans une chambre obscure et peu aérée. La masturbation et les excès du coït leur sont funestes.

Ces quatre tempéraments dominent plus ou moins dans les différents sujets, de manière que si l'on a égard à leurs degrés et à leur mélange même (mélange qu'on remarque fort souvent), on peut dire qu'il y a autant de variétés dans les tempéraments, qu'il y en a dans la physionomie des hommes.

Les tempéraments contribuent souvent aux maladies; de là vient que les personnes de tel tempérament sont sujettes à certaines maladies auxquelles les personnes d'un autre tempérament ne sont point ou ne sont que très-rarement exposées.

Il est donc très-important de connaître les tempéraments en général, et en particulier ceux des différentes personnes dont la santé est confiée à nos soins.

Cette connaissance aide à découvrir les causes des maladies, et même à les prévenir. Elle indique les remèdes les plus convenables pour leur guérison, et les préparations par lesquelles on doit disposer les malades à l'usage de quelque spécifique, et aux autres moyens curatifs que le médecin doit leur appliquer.

CHAPITRE II.

DE L'AIR.

L'air est un fluide élastique dont l'usage est indispensablement nécessaire à l'homme. Dès qu'il est né, il respire : cesse-t-il de respirer? la vie est suspendue ou éteinte.

Comme l'usage de l'air est *inévitable*, il doit produire sur le corps humain divers effets selon ses qualités, selon les exhalaisons dont il est chargé, et selon les variations plus ou moins subites auxquelles il est sujet.

L'air peut être serein ou épais, sec ou humide, chaud, froid ou tempéré. L'air le meilleur pour la santé est un air doux et pur, c'est-à-dire, qui n'est point chargé d'exhalaisons corrompues, métalliques, sulfureuses. Toutes ces exhalaisons sont très-nuisibles à la santé. Les saisons où l'air est pour l'ordinaire le plus tempéré sont le printemps et l'automne.

Les changements subits de l'air sont fort dangereux. C'est d'eux que vient le grand nombre de maladies qui règnent au commencement du printemps et aux approches de l'hiver.

Les hôpitaux, les camps où les armées séjournent longtemps, les endroits renfermés, ceux où l'on prépare le plomb, et où l'on remue des terres humides et marécageuses, sont ordinairement malsains, parce que l'air s'y charge de mauvaises exhalaisons. La braise, et encore plus le charbon allumé dans un endroit clos, répandent dans l'air un gaz qui rend malade, et qui fait quelquefois mourir les personnes les plus robustes. Il sort quelquefois des puits et des fosses d'aisance qui ont été longtemps sans être vidées, un air si corrompu que ceux qui y travaillent périssent en peu de temps, ou en sont fort incommodés; c'est ce qu'on appelle *gaz acide carbonique*.

I. *De l'air humide*.

Lorsque l'air est humide et chaud, la respiration est moins libre; quelquefois même elle est très-gênée. Les mouvements sont lents et pénibles; on se fatigue facilement, ce qui fait dire que le temps est lourd, quoique l'air soit effectivement plus léger. La digestion est lente et imparfaite, les sensations sont obtuses et les fonctions intellectuelles peu actives. Ces effets se prononcent davantage, quand l'air reste longtemps chaud et humide; et son action prolongée imprime à la longue des modifications essentielles dans la constitution des sujets.

Par les temps humides et froids la transpiration est presque nulle; les digestions sont languissantes; l'appétit diminue; les mouvements ont moins d'énergie; la respiration est moins libre:

mais tous ces effets sont moins prononcés que dans l'air chaud. D'autre part, pendant que règne l'influence des temps froids et humides, les urines sont moins abondantes, les selles plus fluides. L'action habituelle de l'air froid et humide se fait sentir d'une manière très-notable sur les tempéraments des individus.

Les maladies des pays chauds et humides sont des fièvres intermittentes et rémittentes, souvent très-graves; des gastro-entérites très-aiguës.

Les maladies des temps et des pays froids et humides sont les affections rhumatismales, les rhumes, les aphthes, les gastro-entérites; les fièvres intermittentes sont très-communes, et plus longues, plus opiniâtres et moins pernicieuses que dans les pays chauds et humides. Les cachexies scorbutiques et vermineuses, les engorgements lymphatiques et les hydropisies sont aussi très-fréquents.

II. *Des vicissitudes atmosphériques.*

Lorsque la chaleur ou l'humidité viennent à être modifiées tout à coup, le corps humain, pris au dépourvu, est beaucoup plus sensible à leurs effets.

1° *Passage du chaud au froid.* Il n'y a peut-être pas de maladies que cette vicissitude ne puisse produire; mais celles qu'elle détermine le plus souvent sont les rhumes, les pleuropneumonies, les angines, les diarrhées, etc.

Comme l'abaissement subit de la température rend tout à coup l'air humide, et que l'humidité est le véhicule des émanations, et l'agent principal de leur formation, cette vicissitude est une de celles qui favorisent le plus le développement des épidémies.

2° *Passage du froid au chaud.* Lorsque, en sortant d'une atmosphère froide, ou seulement fraîche, on entre dans un lieu fortement échauffé, on est pris de vertiges, de suffocation, de douleur de tête, on se sent l'esprit moins capable, les mouvements sont embarrassés, la peau se couvre bientôt d'une sueur abondante, et si l'estomac est chargé d'aliments, leur digestion est troublée ; quelques sujets saignent du nez, d'autres crachent du sang ; enfin, cette transition subite occasionne même l'évanouissement, et peut être immédiatement suivie d'une congestion de sang vers la poitrine ou d'une apoplexie mortelle.

III. *De l'air vicié.*

Les substances qui sont susceptibles de vicier l'atmosphère sont : 1° *des poussières ;* 2° *des gaz ;* 3° *des émanations.*

Je signalerai plus particulièrement les poussières que respirent les meuniers, les boulangers, les droguistes, les charbonniers, les ouvriers en grès, les plâtriers, les tailleurs de pierre, les cardeurs de matelas, ainsi que la plupart des ouvriers qui travaillent le coton, la laine, le chanvre et le lin, les fourreurs, les peaussiers, etc.

Il faut avoir soin d'éviter les poussières, et principalement celles qui sont connues pour offrir le plus de danger. Il faut éviter que ces poussières arrivent jusqu'aux bronches. Les pileurs y parviennent en couvrant leur mortier avec une peau, ou en appliquant sur le nez et sur la bouche un mouchoir lâchement attaché.

2° Parmi les gaz qui peuvent vicier ou même empoisonner l'air au milieu duquel nous vivons, je range ici, avant tout, le poison que nous communiquons nous-mêmes à ce fluide en le respirant. Les êtres vivants consomment peu à peu tout l'oxygène que contient une masse donnée d'air atmosphérique, et ils le remplacent par des substances impures, et surtout par l'acide carbonique, qui n'est pas propre à la respiration. Une grande quantité d'hommes renfermés dans un espace étroit ne tardent pas à y rendre l'air mortel. Je citerai ici un fait des plus effrayants, qui se trouve dans l'histoire des guerres des Anglais dans l'Indoustan. Cent quarante-six hommes renfermés dans une chambre de vingt pieds carrés, qui n'avait d'autres ouvertures que deux petites fenêtres donnant sur une galerie, éprouvèrent d'abord une sueur abondante et continuelle, et une soif insupportable; à cette soif succédèrent de grandes douleurs de poitrine, et une difficulté de respirer approchant de la suffocation. Ils essayèrent divers moyens pour être moins à l'étroit, et se procurer de l'air ; ils ôtèrent leurs habits, agitèrent l'air avec leurs chapeaux, et prirent enfin le parti de se mettre à genoux tous ensemble, et de se relever simultanément au bout de quelques instants. Ils eurent recours trois fois en une heure à cet expédient ; et chaque fois plusieurs d'entre eux, manquant de forces, tombèrent, et furent foulés aux pieds par leur compagnons. Ils demandèrent de l'eau : on leur en donna ; mais, se disputant pour en avoir leur part, les plus faibles furent renversés, et périrent bientôt. L'eau n'apaisa pas la soif de ceux qui purent en boire, et encore moins leurs autres souffrances. Ils étaient dévorés d'une fièvre qui redoublait à tout moment. Avant minuit, c'est-à-dire durant la quatrième heure de leur réclusion, tous ceux qui restaient encore en vie, et qui n'avaient pas respiré aux fenêtres un air moins infecté, étaient tombés dans une stupidité léthargique ou dans un affreux délire. A deux heures du matin, il n'y en avait plus que cinquante vivants; mais ce nombre était encore trop grand pour que tous pussent recevoir de l'air frais. Le combat se continua jusqu'à la pointe du jour. Le chef lui-même, après avoir résisté longtemps, était tombé asphyxié; on le releva, on l'approcha de la fenêtre, et on lui donna des secours. Bientôt après, la prison fut ouverte. De cent quarante-six hommes qui y étaient entrés, il n'en sortit que vingt-trois vivants. Ils étaient dans le plus déplorable état, portant peinte dans tous leurs traits la mort à laquelle ils venaient d'échapper.

On peut juger, par cet exemple, des inconvénients attachés aux salles de spectacle, où l'air, déjà altéré par la combustion d'un grand nombre de quinquets, passe de bouche en bouche, et est alternativement respiré par la foule des spectateurs ; aussi voit-on tous les jours, dans ces lieux, des syncopes, des défaillances, etc. La chaleur qu'on y éprouve contribue encore à faire naître ces accidents. Comme l'acide carbonique est plus pesant que l'azote et l'oxygène, on a pensé que le parterre devait être la partie la plus insalubre de la salle. Il en serait ainsi, il est vrai, si l'air n'était pas échauffé sans cesse par les poumons des spectateurs ; mais, raréfié par cette addition continuelle de calorique, il gagne la partie supérieure de la salle, et c'est là en effet que la chaleur est la plus forte, et que les incommodités dont je viens de parler sont les plus fréquentes.

Les salles où beaucoup de personnes ont l'habitude de se réunir doivent donc être aérées; le nombre de personnes que l'on se propose d'y réunir doit toujours être proportionné à la grandeur de la salle. Les sujets surtout qui, par leur constitution, sont prédisposés aux congestions cérébrales ou thoraciques, doivent bien se garder de négliger ces précautions.

Il y a des signes non équivoques de l'empoisonnement de l'air : par exemple, si les lumières cessent d'éclairer avec leur intensité ordinaire, et surtout si elles viennent à s'éteindre d'elles-mêmes. L'air devient alors dangereux pour les êtres vivants dans la même proportion qu'il devient incapable d'alimenter la flamme, parce que c'est le même de ces deux principes constituants qui entretient la combustion et la vie. Celui qui n'ouvre jamais la chambre dans laquelle il couche ou s'enferme pendant trop longtemps, s'empoisonne donc lentement lui-même. Un grand nombre de bougies qui brûlent dans une chambre close empoisonnent également l'air peu à peu. Le charbon qu'on y allume produit un effet analogue, et corrompt l'air au point qu'on court risque de perdre la vie si l'on s'endort au milieu d'une pareille atmosphère.

3° Les émanations qui s'exhalent des différentes substances qui sont autour de nous, ou des animaux sains ou malades, celles qui s'échappent des entrailles de la terre, agissent sur l'homme en prenant la place de l'air respirable, ou en pénétrant par l'absorption dans l'économie, et en y portant le trouble ou la mort. Les plantes renfermées dans un appartement y font subir aussi le même genre d'altération à l'air pendant la nuit, tandis qu'en plein jour, et aux rayons du soleil, elles le purifient. Les exhalaisons des substances putréfiées produisent un effet semblable, et il suffit de celles qui s'élèvent des fleurs odoriférantes pour communiquer des qualités nuisibles et même mortelles à l'air d'un lieu clos ; aussi n'est-il jamais prudent de tenir dans sa chambre à coucher des oranges, des narcisses, des roses, ou autres fleurs dont le parfum est plus ou moins fort. On a vu des individus devenir fortement incommodés, et même périr pour avoir couché dans une chambre où se trouvaient beaucoup de fleurs.

Les exhalaisons qui proviennent des hommes et des animaux sont nuisibles en général à la santé, lorsqu'on est entassé dans des lieux circonscrits, et elles le sont beaucoup plus lorsque les individus qui les fournissent sont malades, et surtout lorsqu'ils sont exténués de fatigue et de privations ou affectés de passions tristes et débilitantes. Ces conditions se trouvent dans les casernes, dans les navires, dans les prisons, et dans les hôpitaux. Il faut donc rendre les prisons plus spacieuses, les aérer davantage, éloigner d'elles toutes les causes d'insalubrité qui s'y trouvent en quelque sorte accumulées. Dans les hôpitaux, l'encombrement est d'autant plus dangereux, que les individus qui y sont entassés sont déjà malades. D'après ce calcul, une salle longue de vingt-cinq mètres, large de huit, et haute de quatre mètres et demi, ne doit pas comprendre plus de dix-huit malades. Jamais on ne doit en coucher deux dans le même lit.

1° *Cadavres humains.* Les anciens étaient dans l'usage de brûler les cadavres. Il fut question en France, à une époque non éloignée de nous, de renouveler cet usage ; mais il y avait une autre question à résoudre d'abord, si la combustion des cadavres n'entraînerait pas moins d'inconvénients que les inhumations.

Les inhumations précipitées ont de graves inconvénients. 1° Elles exposent à enterrer des individus vivants ; elles peuvent couvrir d'un voile impénétrable les crimes les plus affreux. Les inhumations trop tardives exposent à tous les dangers de la putréfaction des cadavres. La loi prescrit en France de ne faire aucune inhumation qu'après que le corps a été visité par le médecin de l'état civil, et que vingt-quatre heures après la mort, hors les cas prévus par les règlements de police *. A Hambourg on attend six à huit jours avant d'enterrer les morts, à moins que la putréfaction ne se manifeste. Il est des villes où il y a des loges d'attente dans lesquelles on dépose le cadavre, à l'une des mains duquel on fixe le cordon de la sonnette du fossoyeur. A Berlin, à Mayence, à Iéna, à Cobourg, et dans diverses villes d'Allemagne, il est des établissements spéciaux pour recevoir les personnes dont on suppose que la mort n'est qu'apparente. Dans les hôpitaux, le cadavre ne doit être enlevé de son lit que deux heures après le décès, à moins que la crainte de la contagion, ou une putréfaction trop prompte, n'oblige à faire cet enlèvement plus tôt et à hâter l'inhumation.

2° *Les cimetières* doivent être placés le plus loin possible des habitations et du centre des grandes villes, des sources, des rivières, et surtout de celles qui débordent. Leur étendue doit être proportionnée à la population, et il faut qu'elle soit au moins quadruple de l'espace nécessaire à l'inhumation de chaque année. Pour atteindre ce but,

* Dans les contrées septentrionales, il y a moins d'inconvénients à suivre de tels règlements que dans le Midi, où la chaleur hâte la dissolution des corps.

il est absolument nécessaire de connaître aussi précisément que possible le nombre des décès de chaque année. Les fosses ne doivent être ni trop superficielles, ni trop profondes : on leur donne d'ordinaire environ un mètre et demi de profondeur.

En France, les médecins ayant appelé l'attention du gouvernement sur les dangers des inhumations dans les églises, ce genre d'inhumation a été défendu depuis 1776.

Souvent la justice ordonne l'exhumation d'un cadavre, plus ou moins longtemps après la sépulture. Chez nous, par des lois religieuses nous sommes obligés chaque année de faire des exhumations. Il faut, aussitôt que le cadavre est découvert, l'arroser avec une solution de chlorure de chaux; son excessive puanteur disparaît à l'instant; sauf ce cas, on doit éviter, en faisant une exhumation particulière, d'ouvrir le cercueil, ou d'imprimer quelque secousse à ceux qui sont dans le voisinage. Lorsque les corps doivent être exhumés d'un caveau, il faut l'ouvrir avec précaution, détourner la tête en l'ouvrant, et le laisser quelque temps ouvert, le ventiler, le purifier suivant les procédés, et n'y pénétrer ensuite qu'avec la plus grande circonspection.

On ne doit se livrer à des fouilles dans les cimetières que lorsque la décomposition des corps qui sont inhumés est complète. Ces opérations ne devront être faites que par un temps sec et froid, vers la fin de l'hiver ou le commencement du printemps. Le nombre des ouvriers doit être suffisant pour que les fouilles soient promptement terminées, et cependant il ne faut pas ouvrir à la fois et tout à coup une grande étendue de terrain. Si celui-ci exhale une odeur trop fétide, on l'arrosera souvent avec de l'eau de chaux, ou avec du chlorure de chaux. On enlèvera, s'il est possible, les cercueils en entier sans les ouvrir, et on les placera promptement, ainsi que les débris des corps, dans des tombeaux ordinaires, si ces débris sont secs, et dans des tombeaux goudronnés, fermés, et recouverts d'une toile trempée dans la solution de chlorure de chaux, si la décomposition des parties molles n'est pas encore complète.

3° *Matières fécales*. Jamais on ne doit permettre le dépôt de ces matières sur la voie publique. Dans les prisons, des baquets, ou des seaux, qu'on appelle *griaches*, sont destinés, dans chaque chambre, à recevoir les excréments solides et liquides des prisonniers. Les chaises recouvertes qui dans les hôpitaux sont placées entre chaque lit, valent beaucoup mieux. Cependant, pour n'en pas trop multiplier le nombre, on ne devra en donner qu'aux malades qui ne pourraient aller sans danger aux latrines, et disposer celles-ci de manière à ce qu'elles aient le moins d'inconvénients possible. Ces chaises devront être vidées plusieurs fois par jour.

Les fosses d'aisance doivent toujours être à une certaine distance des puits et des caves, et au-dessous du niveau du sol de celles-ci. Comme on prétend que les vapeurs malfaisantes s'attachent de préférence aux angles des fosses, on conseille de les faire rondes. La maçonnerie doit en être solide, et il faut les construire en pierres imperméables, les daller ou les paver pour prévenir les infiltrations.

Il faut toujours se garder de jeter dans les fosses des débris de végétaux et d'animaux, des platras, des eaux de savon, de cuisine, de la paille, etc. Il est reconnu que le mélange de substances hétérogènes favorise le méphitisme. Toutes les fosses, enfin, doivent être garnies d'un tuyau d'évent constamment ouvert.

Dans certaines localités, on peut se passer de fosses en disposant le tuyau qui conduit les matières de manière à ce qu'elles tombent dans la rivière, ou dans la mer, ou dans un égout. La nouvelle invention des fosses mobiles a l'immense avantage de prévenir le méphitisme et tous les inconvénients qui résultent de la longue accumulation des matières fécales dans les fosses, ainsi que ceux qui sont attachés à la vidange de ces dernières.

Les latrines ne doivent jamais être renfermées dans les appartements, à moins qu'elles ne soient à l'anglaise et hermétiquement fermées.

Les voiries doivent, comme les cimetières, être éloignées des habitations et sous les vents qui soufflent le plus constamment.

4° *Eaux stagnantes, immondices.* Jamais il ne faut laisser des immondices s'accumuler, ni des eaux rester stagnantes dans les villes : c'est à quoi l'on parvient, 1° *en donnant une suffisante inclinaison aux rues et en les pavant.* Il est prouvé que les fièvres intermittentes étaient très-communes à Londres, avant qu'on eût pavé les rues et pratiqué les égouts.

2° *Par un système de cloaques, en faisant des égouts couverts.* Il faut leur donner une dimension proportionnée, non à la quantité d'eau qui y passe ordinairement, mais à celle qu'ils peuvent recevoir ; une élévation de deux mètres, une pente rapide. Il faut les construire comme les fosses d'aisances en pierres dures et imperméables; y multiplier des tuyaux qu'on appliquerait le long des maisons. Il faut encore faire en sorte qu'ils ne contiennent aucun obstacle au libre écoulement des matières ; et enfin y entretenir un courant d'eau continuel.

3° La troisième manière de s'opposer à l'accumulation des immondices c'est en multipliant les fontaines. Dans les grandes villes, surtout pendant les chaleurs, on doit ne jamais laisser d'immondices sur la voie publique, surveiller le balayage des rues, les faire arroser pendant les temps secs et même laver si les localités le permettent. La multiplicité des fontaines favorise cette opération en même temps qu'elle contribue au nettoiement et à l'assainissement des égouts. Enfin il faut opérer, s'il est possible, le desséchement des marais, et ne jamais entreprendre cette opération qu'à la fin de l'hiver et au commencement du printemps.

IV. *De l'exposition à l'air, et de la chaleur tempérée.*

Il faut s'accoutumer à l'air libre, comme à un aliment qui ne nous est pas moins nécessaire que le boire et le manger. Un air pur nous fortifie et nous conserve, tandis qu'un air renfermé et corrompu est pour nous le plus subtil et le plus redoutable des poisons. Une des causes qui contribuent le plus à abréger la vie, c'est la trop grande population des villes. A Vienne, à Berlin, à Paris, à Londres et à Amsterdam la mortalité est effrayante ; il meurt un individu sur vingt ou vingt-trois ; tandis que dans les campagnes, il n'en meurt qu'un sur trente ou quarante. De là découlent les règles suivantes.

1° On ne laissera pas passer un seul jour sans sortir de la ville qu'on habite, pour aller respirer un air pur. Il ne faut pas considérer seulement la promenade sous le point de vue du mouvement, mais encore sous celui du bon air qu'elle procure, et dont le besoin se fait surtout sentir aux personnes qui vivent ordinairement renfermées. Outre cet avantage, elle a celui de nous familiariser avec le grand air, et par conséquent de nous mettre en garde contre un des plus grands défauts des hommes d'aujourd'hui, celui d'être trop sensibles à l'influence et aux injures du temps. Un pareil excès de sensibilité est une des sources les plus fécondes de maladies, et le meilleur moyen de s'en garantir est de s'accoutumer au grand air. Cette habitude est d'ailleurs très-salutaire aux organes visuels, car ce qui contribue le plus à les affaiblir et à rendre la myopie si fréquente, c'est la vue continuelle des quatre murailles entre lesquelles nous vivons emprisonnés depuis notre enfance. L'habitude de n'envisager que des corps rapprochés de nous fait que nous finissons par perdre la faculté de distinguer les objets placés à une certaine distance : ce qui le démontre clairement, c'est qu'on ne trouve pas de myopes parmi les campagnards, et qu'il n'y en a que dans les villes.

2° On se logera, autant que possible, aux étages supérieurs des maisons. Celui pour qui sa santé est précieuse ne doit jamais habiter au rez-de-chaussée, du moins dans les villes. Il faut ouvrir souvent les croisées. Les poêles ou les cheminées sont les meilleurs moyens de purifier l'air des appartements. On ne doit pas coucher dans la chambre où l'on se tient pendant la journée.

Une autre précaution non moins importante pour la conservation et la durée de la vie, c'est d'entretenir une chaleur tempérée dans la chambre que l'on habite. Il vaut mieux que l'appartement soit un peu frais que trop chaud, car la chaleur excessive précipite extraordinairement le cours de la vie. Ce qui le prouve, c'est que les habitants des climats chauds vivent moins longtemps que ceux des pays froids. Or les appartements trèséchauffés produisent le même effet que les climats chauds. La température ne doit pas s'élever à plus de quinze degrés du thermomètre de Réaumur.

V. *De la propreté, et des soins de la peau.*

La propreté et le soin de la peau sont deux objets essentiels à la prolongation de la vie.

La propreté enlève toutes les matières inutiles ou altérées dont notre corps se débarrasse, comme aussi tout ce qui s'attache à sa surface et la salit.

Elle consiste principalement à soigner la peau dès la plus tendre enfance, de manière à lui conserver toujours sa vitalité, son activité, et sa perméabilité.

Nous devons considérer notre peau, non-seulement comme un abri contre la pluie et le soleil, mais encore comme un organe important, sans l'activité continuelle duquel il n'y a ni santé ni longévité à espérer, et dont l'abandon, la négligence, ont été parmi les modernes la source d'une foule de maladies et d'infirmités. La peau est notre principal émonctoire. C'est par sa surface qu'à chaque instant s'échappent sous forme de vapeurs, une quantité prodigieuse de particules matérielles. Cette exhalaison, inséparable de la circulation du sang, nous délivre de toutes les molécules usées par l'exercice de la vie ou devenues inutiles; par conséquent, si elle ne se fait pas avec régularité, si elle vient à être troublée, il doit nécessairement en résulter des âcretés dans les humeurs, et bientôt des affections cutanées d'un très-mauvais caractère.

Outre cela, notre peau est l'organe du *toucher*, le plus étendu de nos sens, celui qui multiplie le plus nos rapports avec les corps ambiants, en particulier avec l'atmosphère, celui enfin dont l'état, par cette raison même, détermine en grande partie le sentiment de notre propre existence et de nos relations avec tout ce qui nous entoure. Le plus ou moins de dispositions aux maladies dépend donc aussi beaucoup de la peau. Celui chez qui cet organe est frappé de faiblesse ou d'atonie, l'a aussi trop sensible et trop délicat, ce qui fait que le moindre changement de temps, le plus petit courant d'air, influe de la manière la plus désagréable sur les parties internes, et que l'on finit par devenir un véritable baromètre vivant. C'est ce qu'on appelle une constitution rhumatismale, qui résulte principalement de l'atonie de la peau. De là naissent aussi les dispositions à suer pour la plus légère cause, état contre nature, qui nous expose sans cesse à des refroidissements, et qui engendre une foule d'infirmités.

La peau sert encore à maintenir l'équilibre entre les facultés et entre les mouvements; plus elle est active et perméable, et plus l'homme est à l'abri des congestions et des diverses maladies des poumons, du canal intestinal et des autres viscères du bas-ventre, moins il est exposé aux fièvres gastriques, à l'hypocondrie, à la goutte, à la phthisie pulmonaire, aux affections catarrhales et aux hémorroïdes. Une des causes qui contribuent le plus à rendre ces maladies si communes parmi nous, c'est que nous avons perdu l'habitude d'entretenir notre peau dans un état continuel de propreté et de vigueur par l'usage des bains.

La peau est aussi l'une des premières sources de notre restauration, car c'est par sa voie que l'air fait passer en nous une foule de particules éthérées. Ainsi, sans une peau saine, point de restauration complète, c'est-à-dire, absence d'une des conditions les plus indispensables de la longévité. La malpropreté dégrade l'homme au physique comme au moral.

Enfin, il ne faut pas oublier que la peau est le théâtre principal des crises, c'est-à-dire, des mouvements que la force médicatrice de la nature excite dans les maladies, de sorte qu'un homme chez lequel elle est bien perméable et douée d'une grande activité, peut compter sur une guérison plus facile et plus complète, souvent même sans le secours de la médecine, lorsqu'il vient à tomber malade.

Personne ne disconviendra qu'un organe aussi important ne soit une des colonnes de la vie et de la santé. Aussi conçoit-on avec peine qu'on ait pu en négliger tout à fait le soin parmi les modernes, et jusque chez des peuples fort éclairés. Bien loin même de s'en occuper, on fait dès l'enfance tout ce qu'il faut pour en obstruer les pores, pour les plonger dans l'atonie, dans une sorte de paralysie. En Europe, la plupart des hommes ne prennent, pendant toute leur vie, d'autre bain que celui du baptême; leur peau est donc obstruée par la sueur et la malpropreté qui s'y accumulent chaque jour; les vêtements trop chauds, les fourrures, les lits de plumes, l'affaiblissent et la relâchent; le mauvais air des appartements renfermés et la vie sédentaire la paralysent. Je crois pouvoir avancer, sans exagération, qu'elle est à moitié obstruée et privée d'action chez la plupart des hommes.

Qu'il me soit permis de signaler une inconséquence, qui n'est d'ailleurs pas la seule de ce genre, dont on se rend coupable. Le dernier des hommes a l'intime conviction que l'entretien de la peau est nécessaire à la santé des animaux. Le palefrenier néglige tout pour étriller, bouchonner et laver son cheval; et, si l'animal tombe malade, à l'instant même il soupçonne qu'on a bien pu négliger les soins de la propreté. Mais cette idée ne lui vient jamais à l'esprit, quand il s'agit de sa propre personne ou de son enfant; si celui-ci est d'une constitution faible et maladive, s'il maigrit et tombe dans le marasme, effets qui résultent tous de la malpropreté, on pensera plutôt à un ensorcellement, ou à quelque autre absurdité semblable, qu'à la véritable cause, qui est le défaut absolu d'entretien de la peau. Puisque nous sommes si clairvoyants pour les animaux, pourquoi ne le sommes-nous pas autant, lorsqu'il s'agit de nous-mêmes?

Les préceptes que je vais tracer sont fort simples; celui qui les aurait observés depuis son enfance pourrait être certain d'avoir mis en pratique l'un des moyens les plus efficaces pour prolonger la durée de son existence.

1° Éloigner avec soin tout ce que notre corps a rejeté, comme étant altéré, ou comme pouvant lui être nuisible à lui-même. A cet effet, on changera souvent de linge, tous les jours même, s'il est possible; on renouvellera souvent les draps du lit; on couchera de préférence sur des matelas de laine ou de crin, qui s'imprègnent moins d'émanations du corps que les lits de plumes; on renouvellera chaque jour l'air, surtout dans la chambre à coucher.

2° Se laver tous les jours le corps avec de l'eau fraîche, et se frotter rudement la peau, ce qui lui donne beaucoup de ton et de ressort.

3° Se baigner une fois au moins par semaine dans de l'eau à laquelle il est utile d'ajouter deux ou trois onces de savon. Il serait à désirer qu'on rétablît partout les bains publics, afin que les pauvres pussent profiter de ce bienfait, qui contribuerait beaucoup à les rendre sains et robustes.

Je ne puis me dispenser de dire un mot des bains de mer, qui, par leur vertu stimulante et pénétrante, méritent d'être rangés parmi les moyens les plus propres à entretenir la vitalité de la peau, et qui satisfont à l'un des premiers besoins de la génération actuelle, en ouvrant les pores de cet organe, et lui imprimant un surcroît d'énergie, de même qu'au système nerveux tout entier. Ces bains ont deux avantages : le premier consiste en ce que, indépendamment de sa grande efficacité dans certaines maladies, c'est encore un des moyens qui conviennent le mieux pour affermir la santé, et que les personnes bien portantes peuvent elles-mêmes y recourir, ce qui n'a pas lieu pour une infinité d'autres bains. Il en est de ces bains comme des exercices du corps, qui guérissent plusieurs maladies souvent incurables par d'autres remèdes, et qu'on recommande à l'homme bien portant pour conserver sa santé. Le second avantage, c'est que l'imposant spectacle de la mer produit, sur celui qui ne l'a jamais vu, une impression capable de modifier profondément le système nerveux et les facultés mentales. Je suis convaincu que les effets physiques des bains de la mer sont prodigieusement secondés par cette secousse morale, et qu'un hypocondriaque, par exemple, serait quelquefois guéri, en habitant, sur les bords de l'Océan, un lieu d'où il pût contempler chaque jour le spectacle magnifique du lever et du coucher du soleil, des tempêtes, etc. De même que je conseillerais à l'homme qui vit dans l'intérieur des terres de se rendre aux bains de mer, de même aussi j'inviterais celui des plages maritimes à voyager dans des pays montagneux, comme les Alpes, les Pyrénées, etc., les montagnes et la mer étant, je crois, deux des plus grandes beautés de la nature.

4° Porter des vêtements qui n'exercent pas une

action débilitante sur la peau, et qui permettent à la matière de la transpiration de s'échapper librement. Sous ce rapport je ne connais rien qui soit plus préjudiciable à la santé que les fourrures; la chaleur qu'elles concentrent affaiblit considérablement la peau; elles ne favorisent pas la transpiration, mais la sueur, tandis que, par leur imperméabilité, elles retiennent le produit des exhalaisons cutanées. Il résulte de là qu'un véritable bain de vapeur se trouve établi entre la fourrure et la peau, et qu'une grande partie des matières expulsées par le mouvement vital rentrent en nous. Les fourrures anglaises sont bien préférables à celles du Nord, parce que, n'étant pas garnies de peau, elles ont tous les avantages de ces dernières sans en avoir les inconvénients, qui sont de concentrer la chaleur et d'entretenir la malpropreté. Mais on ne doit se servir de ces sortes d'habillements que quand il fait très-froid, ou lorsqu'on a une constitution délicate, et qu'on est sujet aux rhumatismes. Dans l'enfance, durant la jeunesse, et à quelque âge que ce soit, pourvu qu'on jouisse d'une bonne santé, il faut porter sur la peau une étoffe de toile ou de coton, par-dessus laquelle on mettra un vêtement de la même étoffe en été, et de laine en hiver.

5° Prendre tous les jours de l'exercice, car c'est le meilleur de tous les moyens pour faciliter la transpiration insensible.

6° S'abstenir des aliments qui arrêtent cette même transpiration, tels que tous les corps gras, la chair de porc et d'oie, la pâtisserie, le fromage.

Quelques médecins ont proposé de remplacer la toile de fil ou de coton par des étoffes de laine, objet méritant un examen approfondi. Je vais faire connaître la manière dont la laine agit sur les corps vivants en général; après quoi il sera facile de décider la question.

1° La laine irrite la peau plus que la toile : elle accroît donc l'activité de cet organe, et favorise la transpiration. Par la même raison elle exalte la sensibilité de la peau, et y fait affluer plus de germes de maladies.

2° Elle est bien moins conductrice du calorique que la toile; d'où il suit qu'elle tient la peau plus chaude, en s'opposant plus efficacement à ce que les autres corps lui enlèvent sa chaleur.

3° Lorsqu'elle est tissée en étoffe peu serrée, sa porosité, et la propriété qu'elle a d'entretenir la chaleur, lui donnent sur la toile le grand avantage de favoriser l'évaporation des matières exhalées par la peau, et de les empêcher de se condenser en gouttelettes liquides, tandis que la toile étant plus serrée et moins chaude convertit en eau les exhalations cutanées. Voilà pourquoi les personnes qui transpirent beaucoup ne sont jamais baignées de sueur, quand elles portent de la laine, tandis qu'elles le sont toujours, lorsqu'elles y substituent de la toile.

4° La transpiration est un moyen puissant que la nature emploie pour rafraîchir le corps. Un être vivant lui doit la faculté merveilleuse de se donner à lui-même le degré de chaleur qui lui convient, au lieu d'être obligé, comme les corps inertes, de prendre celui que lui communiqueraient les objets environnants. Ainsi, plus la transpiration est libre, plus la température de notre corps est uniforme, et plus nous nous débarrassons facilement de l'excès de chaleur qui vient du dedans ou du dehors. Telle est la raison pour laquelle la laine, tout en échauffant davantage, diminue plus que la toile la chaleur de la masse du sang, car elle favorise singulièrement la transpiration générale. Il est donc aisé d'expliquer pourquoi, lorsqu'on est une fois habitué à l'action irritante de cette étoffe, on a moins chaud avec elle qu'avec la toile, et pourquoi, dans les pays chauds, on la préfère, elle ou le coton, à la toile de lin.

5° La laine est un corps idioélectrique, c'est-à-dire qu'elle développe de l'électricité, mais qu'elle n'a pas la faculté conductrice. Ainsi, l'homme qui porte des habits de cette étoffe est plus électrique, parce qu'il perd moins de son électricité propre, et qu'il s'en développe continuellement de nouvelle à la surface de son corps.

6° La laine s'imprègne plus facilement que la toile des miasmes contagieux, et elle les conserve plus longtemps. Nous pouvons décider maintenant si elle convient ou non à la santé, et déterminer les cas dans lesquels elle peut être utile ou nuisible. Je crois qu'il n'est pas à désirer que la méthode de porter de la laine sur la peau devienne générale. Du moins, je ne conseillerai jamais à un enfant ou à un jeune homme d'en prendre l'habitude. A cet âge, en effet, on a moins besoin de moyens artificiels pour s'échauffer et pour exciter la transpiration. D'ailleurs, les gilets de laine rendent la peau plus sensible et plus délicate, de sorte que, quand on les quitte, on se refroidit et on s'enrhume à la moindre occasion. Ils exigent aussi beaucoup plus de propreté, c'est-à-dire qu'on doit en changer plus souvent encore que de linge. Si donc l'habitude s'en répandait parmi les pauvres, la malpropreté augmenterait en proportion dans cette classe. Il résulterait de là le double inconvénient de multiplier les maladies de la peau, et de conserver plus longtemps les germes des contagions dans les habits.

Mais il y a des cas où la laine est très-utile, et où l'on ne saurait trop la recommander. Elle convient, en général, à tous ceux qui ont passé la moitié de leur carrière, c'est-à-dire, qui ont plus de quarante ans, parce qu'à cet âge la transpiration cutanée, la chaleur et l'irritabilité commencent à diminuer. Elle est utile aux personnes qui n'ont pas naturellement beaucoup de chaleur et d'irritabilité, qui ont le teint pâle, les chairs molles et fongueuses, la fibre sèche et les humeurs visqueuses, en un mot, à toutes celles qui sont d'un tempérament froid.

Elle l'est encore aux individus qui mènent une vie sédentaire, et particulièrement à ceux qui travaillent beaucoup de tête; car la transpiration souffre toujours de l'exercice de la pensée, et la peau a besoin alors qu'on la stimule, afin d'attirer les humeurs à la périphérie.

Elle l'est à toutes les personnes sujettes aux rhumes, aux maladies glaireuses, aux fluxions, aux rhumatismes et à la goutte. Il suffit quelquefois de ce moyen fort simple pour guérir radicalement ces maladies.

Elle prévient la diarrhée, quand on y est disposé naturellement, et la dyssenterie, lorsque cette maladie est épidémique. Elle convient à ceux qui sont sujets aux congestions sanguines, soit à la tête, où elles produisent le vertige, la céphalalgie, les bourdonnements d'oreilles, l'apoplexie; soit à la poitrine, où elles provoquent des douleurs, l'asthme et la toux. La laine guérit tous ces maux à merveille, tant en excitant une irritation dérivative à la peau, qu'en favorisant la transpiration insensible. On peut donc la regarder comme une sorte de préservatif contre la phthisie pulmonaire, les hémorroïdes, le crachement de sang et les autres hémorragies. Elle est utile à toutes les personnes dont les nerfs sont délicats, aux hypocondriaques et aux femmes hystériques, dont la santé a pour baromètre la plus ou moins grande quantité de sécrétions cutanées.

Elle prévient les rechutes à la suite des maladies graves.

Elle est avantageuse aux individus que les vicissitudes atmosphériques affectent trop vivement; il n'y a pas de meilleur préservatif contre la chaleur, le froid, l'humidité et les coups d'air.

Enfin, elle est utile dans les climats où l'état de l'atmosphère est sujet à des variations fréquentes et subites, comme aussi aux personnes que leur genre de vie expose à l'action de cette puissante cause de maladies, telles que celles qui voyagent beaucoup.

Mais la laine a ses inconvénients. Elle nuit à ceux qui transpirent naturellement beaucoup, et qui sont encore d'âge à espérer de pouvoir se délivrer d'une incommodité aussi désagréable; à ceux qui ont une surabondance de force vitale, d'électricité et de chaleur animale; à ceux qui sont atteints de maladies cutanées, ou qui ont de grandes dispositions à en contracter; à ceux qui ne peuvent pas changer souvent de gilet, ou les faire laver au moins tous les huit jours. Je conseille à toutes ces personnes de ne pas porter de laine sur le peau. J'en dis autant des caleçons et pantalons de flanelle, dont les jeunes gens se servent quelquefois, et qui nuisent à la santé. Dans le cas même où il est utile de porter de la laine sur la peau, on doit choisir une étoffe qui soit d'un tissu lâche et poreux, sans être ni trop rude, ni trop épaisse.

Les personnes qui ne veulent pas se couvrir le corps entier de laine feront sagement de porter au moins des bas de cette étoffe, épais en hiver et minces en été. Il serait à souhaiter que cette coutume devînt générale. Les personnes délicates pourraient faire usage de bas de filoselle ou de poil de lapin tissé avec de la laine fine. Si l'on répugne à s'appliquer immédiatement de la laine sur la peau, on peut la remplacer par le coton, qui a beaucoup de ses avantages, et qui produit une impression bien moins désagréable. Le coton n'irrite et n'échauffe pas autant que la laine, mais, d'un autre côté, il conserve mieux la chaleur que la toile, et convient mieux qu'elle pour absorber la transpiration. Je crois donc que les personnes qui jouissent d'une bonne santé, qui n'ont pas de motif particulier pour se mettre à l'usage de la laine; ou dont la peau est très-irritable, n'ont rien de mieux à faire que de porter des chemises d'une étoffe dans laquelle le lin et le coton entrent chacun par moitié.

CHAPITRE III.

DES ALIMENTS.

Les pertes qui se font journellement chez nous nous mettent dans la nécessité de les réparer chaque jour par des substances analogues à celle de notre corps. Ce qui sert à cette réparation s'appelle *aliment* et *boisson :* on est averti d'en user par les deux sensations qu'on nomme la *faim* et la *soif.* Pour nous y porter plus volontiers, la nature a attaché à l'usage des aliments et des boissons un plaisir qui nous engage à les prendre.

La nécessité des aliments et de la boisson demande qu'on en connaisse, au moins en général, les espèces et les qualités principales, afin qu'on en puisse faire un choix convenable dans les différentes circonstances de la vie.

I. On distingue plusieurs espèces d'aliments :

On les appelle *simples*, quand on les emploie tels que la nature nous les offre; composés, quand on les prépare; et médicamenteux, quand on les prend dans la vue non-seulement de nourrir, mais encore de corriger quelque vice.

Les uns sont solides, et les autres liquides.

Les végétaux et les animaux qui contiennent des principes analogues à ceux du sang sont les différents mixtes d'où on les tire tous, excepté le sel de cuisine, qui est dans la classe des minéraux, et l'eau, qui est composée d'oxygène et d'hydrogène.

II. On ne peut choisir convenablement les aliments sans en connaître les qualités. Examinons donc séparément, 1° les aliments solides tirés des végétaux et des animaux; 2° les aliments fluides; et 3° la boisson.

1° Les aliments solides tirés des végétaux sont les grains ou semences, les fruits, les feuilles, les tiges et les racines. De toutes les parties de la plante, la semence est la mieux travaillée; elle renferme une substance farineuse, et un suc laiteux d'où on tire une huile douce, amie du corps humain, et propre à faire beaucoup de chyle, à adoucir les humeurs et à procurer une bonne nourriture.

Le pain est le principal aliment; il se fait avec le froment, le seigle, l'orge, le blé de Turquie, ou avec quelques autres semences : c'est proprement l'aliment universel, car on ne peut s'en passer sans que la santé en souffre; et presque tous les peuples en font usage. Celui qui est fait avec le froment passe pour le plus nourrissant, le meilleur au goût et le plus léger à l'estomac, surtout si l'on y laisse un peu de son. Le pain de seigle et le pain d'orge ne conviennent pas à ceux dont l'estomac est délicat ni à ceux qui font peu d'exercice. Le pain de seigle cependant est laxatif et rafraîchissant; plusieurs personnes en font usage par cette raison.

La croûte du pain est plus aisée à digérer, au lieu que la mie est plus onctueuse et plus pesante.

Le pain rassis est plus sain que le pain frais. Il convient surtout aux estomacs délicats.

Les autres substances farineuses, telles que les fèves, les pois, les lentilles, etc., nourrissent aussi beaucoup; mais elles pèsent sur l'estomac, elles sont venteuses; elles causent par conséquent des obstructions lorsqu'on en fait un trop long usage, surtout si l'on ne prend pas assez d'exercice.

Le riz, l'orge et le gruau sont humectants, adoucissants et restaurants : ils produisent de bons effets dans plusieurs occasions.

Il y a des fruits qui ont aussi une substance farineuse et contenue, comme les semences, dans une enveloppe solide : telles sont les noix, les amandes, les châtaignes, etc.; ces fruits renferment beaucoup d'huile, et nourrissent aussi beaucoup : c'est pour cette raison et à cause de leur solidité que ceux qui ont l'estomac délicat ne les digèrent pas facilement.

Il y en a d'autres qui sont pulpeux et un peu accessents; ils contiennent beaucoup plus d'eau que d'autres principes; c'est pourquoi ils rafraîchissent, humectent, calment le grand mouvement du sang, apaisent la soif et se digèrent facilement. Les fruits d'été, comme les fraises, les framboises, les groseilles, les cerises, les abricots, les figues, etc., et plusieurs d'automne, comme les pêches, les pommes, les poires, etc., sont de cette espèce. Ces fruits ne sont pas malfaisants, lorsqu'ils sont mûrs et pris en petite quantité avec du pain; mais comme ils renferment beaucoup d'air, ils engendrent des vents dans les intestins. Lorsqu'ils sont cuits, ou lorsqu'on en fait des compotes, des confitures, ils sont aussi sains qu'agréables, et fort convenables aux convalescents.

Les feuilles, les tiges et les racines dont nous faisons usage, sont appelées proprement herbes potagères, légumes, ou plantes légumineuses. Ces aliments sont bien moins nourrissants que les farineux.

Les uns, comme la laitue, la chicorée blanche, la poirée, l'oseille, le pourpier, etc., rafraîchissent, humectent, lâchent le ventre et calment le sang. Les autres, comme l'artichaut, le céleri, le cresson, l'estragon, l'asperge, le persil, échauffent médiocrement. Il y en a qui contiennent beaucoup de sel âcre et qui sont stimulants, par conséquent ils échauffent et altèrent beaucoup : tels sont les truffes, les champignons, l'ail, l'échalotte, le poivre, le clou de girofle, la muscade, la moutarde, etc.

2° Les animaux contiennent dans leurs fibres charnues un suc gélatineux qui en est extrait par les différentes préparations de la digestion. Ce suc est, par son analogie avec notre sang, propre à réparer nos forces, beaucoup mieux que les végétaux, quoique les animaux en soient eux-mêmes nourris.

Les animaux sont terrestres, volatiles, aquatiques ou amphibies.

Ils diffèrent beaucoup, par rapport à leurs espèces, à leur âge, à leur manière de vivre et à leur substance.

Les poissons sont de tous les animaux ceux qui

nourrissent le moins; mais leur chair est humectante et relâchante. Comme les jeunes animaux participent encore de la nourriture qu'ils ont prise, leurs fibres sont très-tendres, et fournissent un suc fort doux et peu nourrissant; mais plus ils approchent de leur état d'accroissement complet, plus ils contiennent de sucs bons et restaurateurs.

Quant aux animaux vieux et âgés, les sucs dont leurs fibres sont remplies sont gélatineux et très-agréables au goût; mais la chair en est dure et fort indigeste.

Les animaux qui vivent de bons aliments et à leur choix, qui respirent un air pur et qui font beaucoup d'exercice, ont des sucs plus légers, plus affinés et plus propres à passer dans le sang, des fibres plus aisées à briser et à digérer, et sont par conséquent très-sains.

Les animaux dont la chair est blanche contiennent une substance très-succulente, et ont des fibres fort tendres; ils fournissent par conséquent un aliment doux et de facile digestion.

3 Les aliments liquides sont le lait, les œufs, le chocolat, ainsi que le bouillon de viande ou de poisson, etc.

Le lait est une liqueur destinée à la nourriture des jeunes animaux, et par conséquent un aliment qui convient essentiellement à l'estomac qui l'accepte avec moins de préparations que les autres aliments.

Le meilleur est celui qui est d'une odeur douce et agréable, d'une couleur bien blanche, d'un goût très-doux, et d'une consistance ni trop épaisse, ni trop fluide. Il abonde en principes onctueux et balsamiques; c'est pourquoi il est nourrissant; il produit de bons effets dans beaucoup d'indispositions et de maladies, et présente l'aliment le plus salutaire pour les estomacs languissants et pour les enfants.

Les œufs frais et mollets (à la coque) forment encore un aliment très-adoucissant, très-aisé à digérer, et qui nourrit promptement : cette espèce de nourriture convient par conséquent à ceux dont le corps est épuisé et dont il faut réparer promptement les forces, et aux vieillards qui ont besoin d'aliments aisés à digérer.

Un jaune d'œuf frais, délayé dans l'eau chaude, fait une liqueur dont on se sert dans beaucoup d'occasions, et qui est également adoucissante et restaurante.

Le chocolat est composé de cacao qui en fait la base, de vanille, de girofle, de cannelle et de sucre. Délayé dans l'eau, il forme un liquide très-agréable et qui non-seulement nourrit, à cause du cacao qui abonde en beurre végétal, mais qui fortifie l'estomac, rétablit le corps, aide à la digestion, et adoucit les humeurs âcres, surtout si la vanille et les épices indiquées ci-dessus n'y entrent pas en trop grande quantité. Il convient fort aux vieillards dont l'estomac est faible : avec le lait il est plus pesant et moins digestible.

4° La boisson rafraîchit les parties fluides et solides de notre corps, et remplace ce qu'elles ont perdu : elle sert de véhicule aux autres aliments, et rend la digestion plus facile. Sans elle, le chyle, trop épais, passerait avec peine par les vaisseaux lactés, dont la finesse et la délicatesse sont extrêmes; la dissipation des parties les plus fluides du sang, occasionnée par son mouvement et par les sécrétions, ne se trouverait pas réparée, et ces sécrétions si utiles à la santé ne se feraient pas.

Les liqueurs que l'on boit sont de deux espèces : l'une simple, que la nature nous fournit abondamment, et les autres artificielles.

L'eau est la première espèce de ces boissons; elle est la plus nécessaire à la vie. La meilleure eau est celle qui est pure, limpide, légère, subtile, sans odeur et sans couleur, qui cuit aisément les légumes, et qui dissout parfaitement le savon.

L'eau de rivière, qui est continuellement battue par son mouvement, et qui est échauffée et purifiée par le soleil, est la plus légère et la plus saine. L'eau de source et celle de pluie en approchent beaucoup; mais pour celles de puits, de neige et de glace, elles passent pour les plus mauvaises. Si on veut les corriger, on les fait bouillir légèrement avant que de les boire.

Le plus grand dissolvant que nous ayons c'est l'eau; elle pénètre les aliments et sert beaucoup à la digestion : c'est pour le chyle un véhicule qui le porte facilement dans les vaisseaux. Enfin, en passant dans le sang, elle rafraîchit et humecte toutes les parties, et elle se charge des sels qu'elle emporte par la transpiration, par les urines et par les sécrétions.

Aussi remarque-t-on que ceux qui en boivent modérément digèrent mieux, ont une meilleure santé et vivent plus longtemps : on a même guéri des indispositions assez graves par son seul usage.

On peut se faire une mauvaise habitude de l'eau, comme de toutes les meilleures choses. Si l'on en prend en trop grande quantité, elle relâche et affaiblit les solides, et peut causer beaucoup de dommage.

Les boissons artificielles sont le vin, toutes les liqueurs qui en sont tirées ou dans lesquelles il entre la bierre, le cidre, et quelques autres liqueurs.

Autant l'usage de l'eau est salutaire, autant l'usage immodéré du vin et des autres liqueurs spiritueuses est préjudiciable à la santé. Cependant, si l'on prend un peu de vin bien trempé d'eau, il produit de bons effets, indépendamment du plaisir que cause sa saveur : car sa partie spiritueuse resserre et fortifie les solides, et facilite la digestion ; mais son excès, comme celui de toutes les autres liqueurs spiritueuses, durcit les fibres, attaque les nerfs, diminue les sécrétions, ôte l'appétit et jette dans des maladies chroniques et mortelles.

L'on peut mettre dans la classe des boissons factices le thé et le café, dont on a introduit depuis peu l'usage pour le plaisir plutôt que par nécessité. L'eau fait la base de ces boissons et sert à en tirer les principes.

Le thé est la feuille d'une plante étrangère qu'on fait infuser quelque temps dans l'eau. Cette boisson est fort en usage, à cause de ses bonnes qualités qui l'emportent de beaucoup sur ses mauvaises ; elle procure la transpiration et la sécrétion des urines, et sert, lorsqu'on a trop mangé, en donnant du ton à l'estomac, à faciliter la digestion.

Le café est le fruit d'un arbre étranger; on fait brûler ce fruit, on le met en poudre et on le fait infuser dans l'eau; cette liqueur est à présent fort en usage; on la prend après le repas pour hâter la digestion et pour apaiser les fumées du vin, et le matin pour servir de déjeuner; mais alors on y ajoute du lait. L'usage modéré de cette liqueur subtilise un peu les humeurs, et ne peut pas être contraire à la santé; son excès est fort nuisible, car il agite le sang, il cause l'insomnie, il maigrit, il occasionne l'hémorragie, il aigrit les hémorroïdes, etc.

III. Le choix qu'on doit faire dans l'usage des aliments suppose certaines règles qui regardent leur préparation, leur assaisonnement, leur quantité, la délicatesse de l'estomac, l'âge où l'on est, l'espèce des aliments, le temps de les prendre, la saison de l'année, le tempérament, etc.

On prépare dans nos cuisines tous les aliments, excepté quelques-uns, comme les fruits, les huîtres, que l'on mange quelquefois tels que la nature nous les offre.

La préparation consiste dans la cuisson et dans l'assaisonnement : c'est proprement une première digestion qui prépare celle que l'estomac doit faire, et qui la facilite beaucoup.

Pour cuire les aliments, on les fait bouillir, rôtir ou frire. L'eau dans laquelle on les fait bouillir en tire une gelée douce, humectante et nourrissante : de là vient que les bouillons sont de bons et de prompts restaurants, propres à nourrir dans les cas de maladie où l'estomac ne peut bien faire ses fonctions. Bien des gens croient que la viande bouillie n'est plus si propre à nourrir, parce qu'elle a déposé dans l'eau tout le suc ou une bonne partie du suc qu'elle contenait. Celle qui est rôtie contient un suc excellent et fort nourrissant.

L'huile ou le beurre rend les aliments qu'on fait frire, poissons ou viandes, très-lourds et très-indigestes : ainsi, la friture ne convient qu'à de bons estomacs.

L'assaisonnement consiste dans l'addition de certains ingrédients, comme des aromates, des épices, du vinaigre, des essences, etc. Lorsqu'ils sont en petite quantité, ils corrigent le défaut de quelques aliments et en rendent la digestion plus facile; mais quand on s'en sert pour relever le goût et exciter l'appétit, ils deviennent pernicieux : car l'appétit, excité par la qualité et par la diversité des ragoûts, est un appétit trompeur, qui cause des indigestions, des indispositions fréquentes, et souvent même de très-grandes maladies. L'habileté des cuisiniers de nos jours contribue beaucoup à abréger la vie de leurs maîtres. La manière de se conserver en santé est donc de vivre d'aliments simples et modérément assaisonnés, et de n'en prendre que la quantité convenable à son âge, aux forces de son estomac, à la saison où l'on se trouve, à son sexe, à son tempérament, et surtout à la consommation intérieure et à la déperdition extérieure; car c'est un défaut d'en prendre trop comme de n'en pas prendre assez : on reconnaît qu'on n'a pas pris trop d'aliments lorsque l'estomac les digère bien, qu'on est aussi agile et aussi léger après le repas qu'auparavant, et qu'au bout d'une heure l'esprit peut se mettre aisément au travail.

Les exemples de beaucoup de personnes que leur frugalité a fait vivre jusqu'à un âge très-avancé, devraient engager ceux qui aiment la vie et la santé à imiter leur régime : *Qui boit et mange peu n'est jamais malade;* c'est un proverbe qui se trouve presque toujours vrai.

L'intempérance et l'excès dans les aliments, comme dans toute autre chose, sont extrêmement pernicieux. Ceux qui sont délicats ou qui relèvent de maladie ne doivent user que d'aliments doux, légers et amis de l'estomac. Ces aliments se digèrent plus facilement et en moins de temps; ils sont plus propres à faire un bon chyle, et ils humectent et rafraîchissent le ventre.

Les aliments âcres, tenaces, visqueux, comme la pâtisserie, ceux qui sont très-gras, etc., sont, au contraire, difficiles à digérer, et la plupart produisent un chyle de mauvaise qualité.

Les gens forts, robustes, jeunes et qui font beaucoup d'exercice, doivent plus manger que les autres; ils supportent bien et digèrent facilement les aliments un peu grossiers; ils doivent même en faire usage, parce que leur estomac étant fort, les aliments légers et qui se digèrent trop aisément se dissiperaient trop promptement et ne les nourriraient pas assez.

Dans l'enfance et dans la tendre jeunesse, l'estomac est faible; les vaisseaux, qui tendent à se développer, ont une grande finesse relative : la nourriture doit donc être légère, déliée, ténue, douce et facile à digérer; c'est pourquoi il faut donner aux enfants un lait fluide et le moins épais qu'il est possible, pour éviter les engorgements dans les vaisseaux fins et délicats. Ainsi, le lait d'une nourrice nouvellement accouchée convient mieux pour les enfants nouveau-nés, que celui d'une femme qui est accouchée depuis quatre ou cinq mois, et dont le lait commence à avoir trop de consistance. Le lait de la nouvelle accouchée acquiert peu à peu la qualité qui convient à l'enfant, à mesure que ses petits organes se développent et se fortifient. Les nourrices doivent observer aussi un genre de vie doux, et éviter toutes sortes de passions violentes, non pas tant parce que, comme on le croit, les passions de la nourrice se communiquent à l'enfant, mais parce qu'elles troublent la digestion.

Quand on réfléchit sur la délicatesse des parties et des nerfs d'un enfant qui n'est plus à la mamelle, on sent bien que les liqueurs spiritueuses et les aliments trop solides et trop salés, et difficiles à digérer, comme la viande, ne lui conviennent pas, soit pour son accroissement, soit pour la réparation de ses forces. La faiblesse de son estomac demande aussi qu'il mange peu à la fois, mais souvent.

Comme dans la vieillesse on fait peu de dissipation, que les liqueurs sont plus épaisses, que les sécrétions se font plus lentement, et que les solides sont moins souples que dans la jeunesse, il ne faut pour les vieillards que des aliments doux, nourrissants, humectants, faciles à digérer, et en médiocre quantité à la fois, surtout le soir. A tout âge, mais principalement dans la vieillesse, l'usage continuel et immodéré des viandes salées et fumées, des végétaux acides et aromatiques, et des liqueurs spiritueuses, est plus propre à durcir et à racornir les parties du corps, qu'à leur fournir de bons sucs : d'ailleurs la digestion de ces aliments est difficile, et il est très-dangereux chez les vieillards d'énerver les forces gastriques par des indigestions.

L'habitude a cependant un grand pouvoir sur les corps, car on voit des gens conserver une bonne santé en vivant d'aliments malsains et de boissons fort mauvaises, parce qu'ils s'y sont habitués peu à peu; et souvent les mêmes individus tombent malades lorsqu'ils ont voulu changer leur manière de vivre. *L'habitude est*, comme dit le vulgaire, *une seconde nature*, et il est souvent dangereux pour la santé de s'en défaire tout d'un coup. Ainsi, lorsqu'il s'agit de changer une mauvaise manière de vivre, il ne le faut faire qu'insensiblement.

C'est pour cette raison qu'il est bon de ne pas contracter l'habitude de quelque chose que ce soit, et quelques auteurs conseillent à un homme sain, fort et robuste, de mener un genre de vie un peu varié, de se faire de longue main à tout, de n'éviter aucune sorte d'aliments, même les plus communs, d'être tantôt à la campagne, où l'air est plus vif et plus sain, et tantôt à la ville ; de faire beaucoup d'exercice et de se reposer un peu, et enfin de sortir quelquefois des bornes de la modération dans le manger, c'est-à-dire, de manger quelquefois un peu plus qu'il ne faut, et, dans d'autres temps, de se priver de quelques repas.

L'heure des repas devrait être marquée par la faim ; cependant l'usage nous assujettit à des heures réglées. Quand on se trouve bien de dîner et de souper chaque jour, l'on ne doit pas changer cette manière de vivre. Dans la jeunesse, où l'on dissipe beaucoup, et dans la vieillesse où l'on a besoin de force, et où l'on ne doit pas beaucoup manger à la fois, on ajoute souvent à ces deux repas le déjeuner et le goûter.

Il faut seulement observer, surtout quand on a un mauvais estomac, de ne manger et de ne boire que lorsque la digestion des aliments des derniers repas est faite.

Quelque nombre de repas que l'on fasse, la quantité d'aliments que l'on prend dans les vingt-quatre heures doit être proportionnée à l'exercice que l'on fait. Beaucoup de gens sont à présent dans l'usage de ne faire qu'un seul repas : s'ils prennent dans ce repas autant de nourriture qu'ils en prendraient dans plusieurs, leur santé doit en souffrir ;

car l'estomac, se trouvant trop rempli, ne peut faire facilement ses fonctions, et doit avoir trop à travailler; par conséquent deux repas à peu près d'égale quantité paraissent préférables à un seul dans lequel on mangerait comme dans deux. On demande quelquefois à quel repas, du souper ou du dîner, on doit la préférence. Si l'on se porte bien et si l'on vit frugalement, on peut manger également à souper et à dîner; mais si l'on est délicat, il vaut mieux bien dîner et souper légèrement, que de dîner légèrement et manger beaucoup à souper.

Comme les grandes fatigues épuisent les esprits et affaiblissent par conséquent nos organes, il faut observer de se reposer quelque temps avant que de manger. Dans la tristesse et le chagrin, on ne doit faire usage que d'aliments très-légers et en très-petite quantité, parce que l'estomac n'est pas alors en état d'en supporter de grossiers, ni d'en digérer beaucoup à la fois.

L'été, où l'on fait une grande dissipation d'esprits et de parties fluides, les aliments légers, humectants, liquides et aisés à digérer, conviennent pour remplacer plus promptement ces substances: au lieu que l'hiver, pendant lequel les esprits sont moins dissipés et les fibres de toutes les parties du corps ont plus de force, demande qu'on vive d'aliments moins légers.

Comme la digestion dépend en partie de la bonne préparation que les aliments reçoivent dans la bouche, il est important de les bien broyer avec les dents, surtout ceux qui sont durs, et de les garder quelque temps pour que la salive puisse mieux les pénétrer; car ceux qui avalent à la hâte, sans mâcher, sont très-sujets à des indigestions. C'est pour éviter cet inconvénient, qu'on ne donne pas aux enfants une nourriture trop solide, et que les vieillards et ceux à qui les dents manquent, doivent vivre d'aliments aisés à digérer, ou avoir beaucoup d'attention à bien mâcher ceux qui sont un peu solides.

I. *De l'intempérance.*

L'excès dans le boire et le manger est le moyen qui abrége le plus la vie, et qui occasionne la plupart des maladies. Il nuit de trois manières. 1° Il épuise et affaiblit les facultés digestives; 2° il empêche la digestion de s'opérer, parce que quand l'estomac reçoit trop de nourriture, il est impossible que tout soit convenablement élaboré, ce qui engendre des crudités dans le canal intestinal et des humeurs de mauvaise qualité; 3° il augmente la masse du sang hors de toute proportion, active la circulation et accélère par cela même la consommation des forces vitales. L'intempérance occasionne, en outre, des indigestions fréquentes par lesquelles on est conduit à faire usage des purgatifs, qui diminuent toujours les forces.

Le défaut de tempérance consiste à manger jusqu'à ce qu'on n'en puisse plus. Les symptômes qui annoncent qu'on a trop mangé sont : des pesan-

-teurs d'estomac, des bâillements, le hoquet, des envies de dormir et l'émoussement des facultés intellectuelles ; il faut donc se conformer au vieil adage, qui ordonne de *cesser de manger avant d'être rassasié.*

L'art de la cuisine satisfait notre sensualité, il est vrai ; mais nous n'avons pas d'ennemi plus redoutable. C'est une invention funeste, et l'une de celles qui contribuent le plus à abréger nos jours.

Le talent d'un cuisinier consiste principalement à donner un goût piquant et relevé à tout ce qu'on sert sur nos tables. Il résulte de là que la moitié des aliments se composent de substances échauffantes. Au lieu donc d'atteindre le but vers lequel tend naturellement cette action, qui consiste à nourrir le corps et réparer ses pertes continuelles, on accroît encore la consommation intérieure par l'abus des irritants, et l'on obtient par conséquent un résultat tout contraire à celui qu'on avait en vue. Après un pareil repas, on ressent toujours une espèce de fièvre.

Ce qu'il y a de plus fâcheux, c'est que le talent du cuisinier invite toujours à manger plus qu'on ne devrait. Son art perfide sait si bien flatter le palais, que toutes les représentations de l'estomac sont inutiles, et que ce viscère reçoit deux ou trois fois plus de besogne qu'il n'en peut faire. En effet, on commet ordinairement la faute de confondre l'appétit du palais avec celui de l'estomac, et de regarder comme un véritable besoin ce qui n'est qu'un effet de la gourmandise ; or, rien n'est plus propre que la cuisine à favoriser cette erreur; mais l'homme qui s'en rend souvent coupable finit par perdre une des principales garanties de sa santé, la faculté de reconnaître au juste quand ses besoins sont satisfaits.

L'art de la cuisine a principalement pour but de produire des objets nouveaux et des stimulations inconnues, par les combinaisons les plus bizarres et les plus contraires à la nature; d'où il résulte que des objets qui n'ont point de qualités malfaisantes par eux-mêmes, en acquièrent par le seul fait de leur réunion. Le doux et l'amer ne sont pas nuisibles séparément, mais, pris ensemble, ils peuvent le devenir. Les œufs, le lait, le beurre et la farine sont, chacun en leur particulier, très-faciles à digérer; mais qu'on en fasse un gâteau bien compacte et bien gras, et l'estomac aura beaucoup de peine à attaquer cette combinaison essentiellement indigeste. On peut donc poser en principe que, plus un aliment est composé, et plus on a de la peine à le digérer; mais, ce qu'il y a de plus fâcheux, plus aussi les sucs qui en proviennent sont de mauvaise qualité.

Un autre triomphe de la cuisine moderne consiste à faire pénétrer les aliments dans notre corps sous le plus petit volume possible; tel est le but des consommés, des jus, des coulis. On a poussé l'art jusqu'à faire entrer dans une soupe ou dans une gelée, la substance de plusieurs livres de bœuf et de plusieurs volailles. On croit avoir fait un chef-d'œuvre quand on transporte tout à coup dans le sang cette quintessence d'aliments que les dents n'ont pas la peine de broyer ni l'estomac celle de digérer. On croit se rétablir plus promptement, et c'est le système favori de ceux qui usent leur vie comme s'ils couraient au grand galop. Mais on se trompe d'une manière cruelle, et cela pour plusieurs raisons :

1° On n'enfreint jamais les lois de la nature sans en être puni. Ce n'est pas sans motif qu'elle a voulu que l'estomac ne pût contenir qu'une certaine masse d'aliments à la fois, car une plus grande quantité serait hors de proportion avec les besoins réels : chaque corps ne doit recevoir qu'une quantité de nourriture proportionnée à sa taille, et cette capacité totale est toujours en rapport avec celle de l'estomac. Or, si l'on trompe la nature, si l'on fait entrer comme par contrebande deux ou trois fois plus de nourriture dans le corps qu'il n'en peut contenir, il s'ensuivra une réplétion continuelle des vaisseaux qui troublera l'équilibre, nuira nécessairement à la santé et à la vie.

2° La nature s'est montrée sage et prévoyante quand elle a voulu que les aliments pénétrassent dans notre corps sous une forme un peu grossière. Cette loi a voulu qu'ils soient broyés par les dents, que la salive les imbibe et les pénètre, et qu'ils fassent un certain séjour dans l'estomac, afin que leur présence stimulant l'énergie de cet organe, ils puissent mieux s'assimiler et s'identifier d'une manière plus parfaite avec notre substance. C'est sur cette base qu'est fondée la véritable restauration de nos pertes continuelles, car un aliment ne peut faire partie de nous-mêmes et nous être réellement utile, que quand il est devenu moins hétérogène et plus semblable à notre nature intime par l'action de notre estomac.

Ainsi, en faisant que cette première opération ne soit plus nécessaire, nous introduisons dans notre corps des mets qui ne peuvent pas le restaurer convenablement, parce qu'ils ne sont point assez assimilés, et qui, agissant comme des corps étrangers, comme des causes irritantes, contribuent plutôt à accroître qu'à réparer nos pertes.

Il me paraît donc évident qu'un art qui met obstacle à la véritable restauration, qui remplit le corps des sucs grossiers ou mal digérés, et qui augmente la consommation intérieure, loin de pouvoir être regardé comme un moyen capable de prolonger la vie de l'homme, doit être rangé, au contraire, parmi les causes qui contribuent le plus à en abréger le cours. On dirait qu'il a été inventé pour convertir les dons les plus précieux de la Divinité en autant de poisons lents.

On doit ranger sur la même ligne les liqueurs spiritueuses, qui toutes abrégent la vie, sous quelque nom qu'on les désigne. C'est en quelque sorte un feu liquide que l'homme avale. Elles accélèrent la consommation intérieure à un point effrayant, et détruisent la vie, pour ainsi dire, à petit feu. En outre, elles engendrent les âcretés, font naître des maladies de peau, amènent la vieillesse avant le temps, en desséchant la fibre; enfin, occasionnent la toux, l'asthme, diverses affections du poumon, l'hydropisie, l'apoplexie, et enfin une mort prématurée. Mais ce qu'il y a de plus fâcheux, c'est qu'elles émoussent le sentiment au physique comme au moral, à tel point qu'il arrive une époque où les grands buveurs de vin, et surtout d'eau-de-vie, deviennent insensibles à tous les stimulants physiques et moraux. Il résulte de là que, quand ces malheureux tombent malades, on réussit rarement à les guérir, parce que leur corps, accoutumé au plus fort des stimulants, n'est plus susceptible de recevoir l'impression d'aucun remède. Il en est de même sous le point de vue de la morale : rien de beau, de grand, de noble, d'honorable, n'agit sur l'âme de l'ivrogne; rien ne l'affecte, si ce n'est le vin ou l'eau-de-vie. Je ne connais rien qui abrutisse et dégrade autant que l'abus continuel des liqueurs spiritueuses. On peut se corriger de tous les autres vices, mais jamais de celui-là qui perd l'homme sans ressource, parce qu'il détruit en lui jusqu'à la moindre étincelle de sensibilité. Ces considérations devraient, ce me semble, fixer l'attention des magistrats, et les engager à restreindre l'usage des boissons fermentées qui se répand de plus en plus parmi le peuple, au lieu de le favoriser en permettant aux cabarets de se multiplier à l'infini. L'ivrognerie doit entraîner la ruine d'un État quand elle y devient générale, car elle y détruit l'amour du travail, la vertu, l'humanité, la tempérance et l'instinct moral, qualités sans lesquelles la société ne saurait se maintenir. L'histoire nous apprend que l'époque où les peuples sauvages ont connu l'eau-de-vie pour la première fois, est aussi celle à laquelle ils ont commencé à vivre moins longtemps et à perdre leur vigueur, et que ce funeste présent a plus contribué que le canon à les soumettre au joug des Européens, et surtout à réduire leur population au point où elle est aujourd'hui.

Qu'on ne croie donc pas échapper aux inconvénients de l'eau-de-vie en n'en buvant qu'une petite quantité par jour, ou faisant usage de liqueurs douces et agréables. Les liqueurs ne flattent que le palais; arrivées dans l'estomac, elles perdent cette enveloppe sucrée qui masquait leur véritable caractère, et le feu naturel n'y agit qu'avec plus de force. D'un autre côté, quelque peu d'eau-de-vie qu'on boive journellement, ce peu ne laisse pas que d'agir, et on ne s'en tient jamais là; on augmente chaque jour la ration. Lorsqu'on a contracté une pareille habitude, il ne faut pas y renoncer tout d'un coup, quoiqu'en essayant de s'en défaire peu à peu on coure le risque de retomber dans le défaut dont on cherche à se corriger. Je crois pouvoir conseiller une méthode qui a déjà réussi, et qui consiste à faire tomber chaque jour cinq, huit ou dix gouttes de cire à cacheter au fond du verre dont on a coutume de se servir; par ce moyen on boit chaque jour cinq, huit ou dix gouttes d'eau-de-vie de moins, et l'on arrive peu à peu au moment où, le verre étant plein de cire, il n'y reste plus de place pour la liqueur.

II. *De la tempérance.*

Les hommes qui ont atteint l'âge le plus avancé n'étaient pas ceux qui se montraient les plus difficiles dans le choix des aliments, mais ceux qui vivaient avec frugalité. C'est d'ailleurs une des prérogatives de l'homme de pouvoir élaborer et s'assimiler les aliments, même les plus hétérogènes, et de n'être pas borné, comme les animaux, à un seul genre de nourriture. Il est certain que celui qui vit plus rapproché de la nature, qui jouit du bienfait d'un air pur, et mène une vie active, n'a pas besoin d'observer beaucoup de règles diététiques pour se bien porter : il n'y a que notre vie artificielle qui nécessite un régime également artificiel.

Ce qu'il y a de positif, c'est que la durée de la vie dépend bien plus de la quantité que de la qualité des aliments. L'exemple de Cornaro démontre jusqu'à quel point un homme faible peut, par ce seul moyen, prolonger le cours de son existence. On ne peut lire sans un vif intérêt le récit que ce vieillard fait, à quatre-vingt-trois ans, des moyens qu'il a mis en usage pour se conserver, et de la sérénité, de la satisfaction qu'il devait à son genre de vie. Jusqu'à l'âge de quarante ans il avait mené la conduite la plus déréglée, tourmenté sans cesse par des coliques, par des douleurs dans les articulations et par la fièvre ; enfin, il en était arrivé au point que ses médecins lui déclarèrent qu'il n'avait guère plus de deux mois à vivre, que tout médicament était inutile, et qu'il n'y avait qu'un régime extrêmement sévère qui pût le sauver. Il suivit leur conseil; il éprouva du mieux dès les premiers jours, et au bout d'un an se trouva, non-seulement rétabli tout à fait, mais encore mieux portant qu'il n'avait jamais été. Il résolut donc de se retrancher encore davantage, et de ne manger que ce qui était strictement nécessaire pour sa subsistance. Ainsi, pendant quarante-trois ans, il ne prit chaque jour que douze onces d'aliment et treize de boisson; en outre, il évitait tout ce qui pouvait l'échauffer et le refroidir, et surtout les passions. Ce régime uniforme communiqua un équilibre si parfait à son corps et à son âme, que rien ne pouvait plus l'ébranler; il perdit dans sa vieillesse un procès considérable : cet événement conduisit deux de ses frères au tombeau; mais, quant à lui, ni sa santé ni son repos n'en furent troublés. Un jour, ayant été jeté à bas de sa voiture et traîné par les chevaux, il se démit les bras et les jambes; les luxations furent réduites, et il ne tarda pas à se rétablir sans avoir employé aucun remède. Mais le fait suivant est plus remarquable encore, et prouve combien il y a de danger à s'écarter le moins du monde d'une habitude contractée depuis longtemps. Lorsque Cornaro eut atteint sa quatre-vingtième année, ses amis, sous prétexte que son âge exigeait plus de soutien, le pressèrent d'ajouter quelque chose à sa nourriture. Il pensait bien que les organes digestifs devaient s'affaiblir en raison de l'affaiblissement général du corps, et que, par conséquent, il fallait plutôt diminuer qu'augmenter la quantité de nourriture dans la vieillesse; cependant, cédant à des instances réitérées, il porta ses aliments à quatorze onces et sa boisson à seize. « A peine, dit-il lui-même, eus-je vécu de la sorte « pendant dix jours, que, perdant ma gaieté ordi- « naire, je devins pusillanime, fantasque, à charge « à moi-même et aux autres. Le douzième jour, je « fus attaqué d'un point de côté qui dura vingt- « quatre heures; survint ensuite une fièvre qui se « prolongea pendant trente-cinq jours avec une « telle violence qu'on désespérait de moi; je me « rétablis enfin, par la grâce de Dieu et la reprise « de mon ancien régime. Aujourd'hui dans ma « quatre-vingt-troisième année, je suis parfaitement « sain de corps et d'esprit; je monte à cheval sans « le secours de personne, je gravis les coteaux les « plus escarpés, et dernièrement encore, j'ai écrit « une comédie pleine de gaieté et d'innocentes « plaisanteries. »

On peut dire, en pure vérité, que la plupart des hommes mangent beaucoup plus que ne le commande la nature. L'habitude qu'on nous fait prendre dès l'enfance de manger au delà de nos besoins, étouffe de bonne heure l'instinct qui devrait nous apprendre à reconnaître que nous sommes rassasiés et qu'il faut s'arrêter.

Je vais donc exposer quelques théories relatives au boire et au manger, qui sont susceptibles d'une application générale, et que je crois capables de contribuer d'une manière puissante à prolonger les jours de l'homme.

1° Ce n'est pas ce qu'on mange, mais ce qu'on digère, qui nourrit. Ainsi, que celui qui veut vivre longtemps, mange avec lenteur, car les aliments doivent subir dans la bouche un premier degré d'élaboration et d'assimilation. Tel est le but de la mastication et de l'insalivation, deux circonstances que je regarde comme très-importantes sous le point de vue de la restauration, et par conséquent aussi de la longévité. J'ai remarqué, en effet, que toutes les personnes qui avaient atteint un âge avancé, mangeaient lentement.

2° Les dents jouent un grand rôle; c'est pourquoi je range leur conservation au nombre des moyens de prolonger la vie. On aura soin de mêler toujours des végétaux ou du pain avec la viande, parce que celle-ci, lorsqu'on la mâche seule, s'engage entre les dents, dont elle attaque le tissu en se corrompant. Voilà pourquoi les hommes qui ne mangent pas de viande, ou qui en mangent rarement, tels que les habitants des campagnes, sont ceux qui ont les meilleures dents, quoiqu'ils n'en prennent aucun soin.

Il faut éviter les transitions subites du chaud au froid, et du froid au chaud. Les dents sont recouvertes d'une espèce d'émail que les changements trop brusques de température fendillent aisément. La salive ou les autres corps qui s'introduisent dans cette solution de continuité, et qui ne tardent pas de s'y altérer, font naître ainsi un foyer de corruption qui pénètre ensuite jusqu'à l'intérieur de la dent. On fera donc bien de ne jamais boire ni manger de substances trop chaudes ou trop froides, et surtout de ne pas boire froid quand on mange chaud.

On ne doit pas manger du sucre ni des dragées et autres sucreries qui contiennent beaucoup de substances visqueuses.

Dès qu'on s'aperçoit qu'une dent commence à se carier, il faut la faire arracher sur-le-champ, de peur qu'elle ne gâte les autres.

Tous les matins, et après chaque repas, on se lavera la bouche avec de l'eau, afin d'enlever les parcelles d'aliments qui pourraient adhérer aux dents ou s'être introduites dans leurs interstices. Il est bon aussi de se frotter non-seulement les dents, mais encore les gencives avec une brosse un peu rude. Il faut éviter les brosses qui sont faites de soies de sanglier; elles peuvent altérer l'émail des dents et les ébranler; constamment elles blessent et font saigner les gencives.

En se conformant à ces règles, on aura rarement besoin de se servir de poudres dentifrices. Cependant lorsque les dents ont une disposition naturelle à se couvrir de tartre, ce qui s'observe chez un grand nombre de personnes, il convient de se les frotter tous les matins avec le mélange suivant : on prend une partie de magnésie caustique, trois parties de charbon porphyrisé, et quelques grains de sulfate de quinine, et on les mêle ensemble.

Si les gencives sont fongueuses, saignantes et scorbutiques, on ajoute un peu d'alun à ce mélange.

3° Il faut bien se garder de lire, d'étudier ou de travailler de tête lorsqu'on mange. Le moment du repas doit être consacré exclusivement à l'estomac : c'est celui de son règne, et l'âme ne doit agir alors qu'autant qu'il est nécessaire pour le seconder dans ses opérations. Ainsi, par exemple, la gaieté est un des meilleurs moyens que je connaisse pour faciliter la digestion; et la coutume adoptée par nos pères de l'exciter pendant les repas par des bons mots et des saillies plaisantes, était fondée sur les principes de la véritable hygiène. On réunira donc autant que possible une société joyeuse autour de sa table, car ce qu'on mange en telle compagnie, engendre un sang léger et de bonne qualité.

4° On ne se donnera pas trop de mouvement immédiatement après le repas, car ce serait le moyen de troubler la digestion et l'assimilation. Il faut alors ou se tenir debout, ou se promener lentement de long en large. Le moment le plus convenable pour prendre de l'exercice, c'est avant de se mettre à table, ou trois heures après en être sorti.

5° Il ne faut pas manger jusqu'au point de sentir son estomac. Le mieux est de s'arrèter avant d'être tout à fait rassasié. Au reste, la quantité de nourriture doit toujours être en proportion de l'exercice; moins on travaille et moins on doit manger.

6° Il faut prendre ses repas à des heures fixes.

Rien n'est plus nuisible à la santé que de manger, sans règle, à toute heure du jour. L'estomac ne digère bien que quand il a terminé la digestion précédente, et qu'il est resté quelque temps vide, afin de pouvoir réparer ses forces et ses sucs dissolvants. Après une pause, il reprend ses fonctions avec une nouvelle énergie, avantage dont se privent ceux qui mangent sans cesse. Cette mauvaise habitude conduit à la dyspepsie, et même, chez les enfants, à la phthisie pulmonaire. Je crois que le mieux est de mettre un intervalle de cinq ou six heures entre les repas.

7° On mangera plus de végétaux que de matières animales. La viande a toujours plus de tendance à la putréfaction que les substances végétales. Celles-ci en ont au contraire une bien marquée à l'acidité qui corrige et arrête la putréfaction, notre plus cruel ennemi. En outre, la viande est plus stimulante et plus échauffante, tandis que les végétaux produisent un sang plus doux, calment les mouvements intérieurs, diminuent l'irritabilité physique et morale, et retardent par conséquent la consommation. Enfin, la viande fait plus de sang et nourrit davantage; de sorte qu'elle exige, si l'on veut qu'elle profite réellement, plus de travail et d'exercice, sans quoi on devient pléthorique. Elle ne convient donc ni aux savants ni à ceux qui mènent une vie sédentaire; ces personnes n'ont pas un si grand besoin de restauration, et il leur faut moins des aliments matériels qu'une nourriture délicate et choisie, qui puisse entretenir l'activité de l'esprit. Il importe surtout de manger peu de viande en été, ou quand la peste règne épidémiquement.

Les hommes qui ont poussé le plus loin leur carrière, vivaient presque uniquement de végétaux, de légumes, de fruits, de céréales, de lait. Bacon parle d'un homme âgé de cent vingt ans, qui n'avait jamais pris autre chose que du lait. Les Brames ne mangent que des végétaux, pour obéir aux préceptes de leur religion, et deviennent pour la plupart centenaires. Wesley commença, vers le milieu de sa carrière, à ne plus manger de viande, et il vécut jusqu'à quatre-vingt-huit ans. Que ceux qui croient que la viande seule peut donner la santé et la force pensent aux habitants de la Suisse, qui ne se nourrissent guère que de pain et de lait, et qui sont cependant très-robustes.

8° Il faut manger peu le soir, surtout très-peu de viande, ou même point du tout, choisir de préférence des aliments froids, et prendre le dernier repas de la journée quelques heures avant de se mettre au lit. Rien ne convient mieux aux jeunes gens d'un tempérament sanguin que des fruits avec du pain bien cuit. En hiver, les pommes ont l'avantage de procurer un sommeil paisible et d'entretenir le ventre libre; cette dernière qualité les rend précieuses pour ceux qui mènent une vie sédentaire.

9° On aura soin de boire suffisamment. On peut, à force de comprimer l'instinct naturel, finir par s'accoutumer à ne plus sentir le besoin de boire en mangeant; mais cette habitude est une cause puissante d'obstructions dans le bas-ventre, et la source d'une foule de maladies très-répandues parmi les gens de lettres et parmi les femmes qui demeurent renfermées dans leurs appartements. La meilleure boisson est l'eau, que l'on méprise tant, et que beaucoup de personnes regardent comme nuisible. Je ne balance pas à la mettre au nombre des moyens les plus efficaces pour prolonger la vie. L'illustre chirurgien Thèdes, qui parcourut une longue carrière, ne dut cet avantage qu'à l'habitude qu'il avait contractée vers sa quarantième année, de boire sept ou huit pintes d'eau fraîche par jour. A l'âge de trente ans et jusqu'à quarante, il fut tourmenté par de violents accès d'hypocondrie qui dégénéraient quelquefois en mélancolie profonde, avec des palpitations de cœur et des indigestions, de sorte qu'à chaque instant il croyait n'avoir pas plus de six mois à vivre; mais tous ces accidents disparurent dès qu'il eut adopté le régime de l'eau, sa santé se rétablit, et il n'éprouva plus d'accès d'hypocondrie. L'essentiel est d'avoir de l'eau fraîche qui ait été puisée à la source, et non dans une fontaine, et de la tenir dans un vase bien bouché; car toute eau de fontaine renferme, comme certaines eaux minérales, un esprit aérien qui la rend fortifiante et facile à digérer.

C'est ici le lieu de placer quelques réflexions sur les soupes ou en général sur les aliments liquides.

Les soupes, prises avec modération, ne peuvent nuire à la santé. Il est absurde de croire qu'elles diminuent le ton de l'estomac. Les boissons quelconques, même celles qui sont froides, ne forment-elles pas en peu de minutes une soupe chaude dans notre estomac, et cet organe lui-même n'a-t-il pas toujours une température égale à celle de la soupe? Il faut seulement éviter que cette dernière soit ou trop chaude ou trop chargée de parties aqueuses. On ne doit pas non plus en manger trop. Mais elle a de grands avantages; elle remplace la boisson, surtout pour les gens de lettres, les femmes, et toutes les personnes qui ne boivent pas ou qui boivent peu entre les repas, et dont le sang est épais. Il faut faire observer, en outre, que les aliments liquides et chauds se mêlent bien mieux et plus rapidement à nos humeurs que les substances crues et froides. Sous ce rapport, la soupe contribue beaucoup à prévenir le dessèchement et la rigidité de la fibre. C'est par conséquent la meilleure de toutes les nourritures pour les personnes âgées et pour celles d'un tempérament sec. Plus l'homme avance en âge, et plus il doit manger de soupe. Cet aliment peut même suppléer chez lui à toutes les ressources de la médecine. Dans les refroidissements, les maux de nerfs, de tête ou d'estomac, les coliques et certains spasmes d'estomac, la soupe est le meilleur remède dont on puisse faire usage. Ce qui prouve qu'elle est saine, ou du moins qu'elle ne peut pas nuire à la santé, c'est que nos ancêtres, qui étaient sans contredit plus robustes que nous, en mangeaient beaucoup, comme font encore les habitants de la campagne, qui sont vigoureux pour la plupart. L'Écriture sainte nous cite Ésaü, qui a vendu son droit d'aînesse pour une soupe de lentilles.

La bière supplée à l'eau dans les contrées où celle-ci n'est pas bonne; et les personnes qui ont un mauvais estomac, le ventre habituellement serré ou le corps épuisé et sans sucs, peuvent en faire un très-utile usage; mais il faut qu'on y ait fait entrer assez d'orge et de houblon, dont la première nourrit, tandis que l'autre fortifie l'estomac et favorise la digestion; il faut qu'elle ait fermenté et qu'elle soit mise en bouteilles, pour prévenir la dissipation du gaz acide carbonique qui s'y développe. La bonne bière est claire, limpide et couverte d'une mousse blanche et légère. Toute bière trouble et épaisse ne vaut rien.

Le vin réjouit le cœur, mais il n'est nullement nécessaire à la prolongation de la vie; car ceux qui ont atteint l'âge le plus avancé n'en buvaient point. Il peut même, lorsqu'on en boit trop ou trop souvent, abréger les jours de l'homme. Ainsi, pour que cette liqueur ne fasse point de mal, il ne faut pas en boire tous les jours, et il faut encore moins en abuser; plus on est jeune, moins on doit boire de vin. — En général, il ne faut voir dans cette liqueur qu'un assaisonnement de la vie, et la réserver pour les jours de fête, pour ceux où l'on veut faire circuler la joie autour d'une table qui réunit quelques amis.

Il me reste à parler de deux habitudes particulières aux temps modernes, 1° celle de fumer, et 2° celle de priser du tabac.

1° La pipe est une des plus inconcevables habitudes. Comment une fumée impalpable, malpropre, d'une saveur piquante et d'une odeur détestable, peut-elle procurer du plaisir, et devenir même un besoin si impérieux, qu'il y a des hommes qui ne sont contents et de bonne humeur que quand ils s'en remplissent la bouche et le nez? Je ne parlerai pas des avantages qu'on attribue à cette habitude, et que ne sauraient concevoir ceux qui ne fument pas. Ces avantages doivent d'ailleurs être fort légers, puisque les personnes qui ne les connaissent point se portent tout aussi bien que celles qui en jouissent. Mais je me crois obligé de signaler ses inconvénients, en faveur des jennes gens qui sont encore libres de s'accoutumer ou non à la pipe.

La pipe gâte les dents, dessèche le corps, fait maigrir, enlève les couleurs, affaiblit les yeux et la mémoire, attire le sang vers la tête et les poumons, dispose par conséquent aux maux de tête et aux affections de poitrine, et peut occasionner des crachements de sang et la phthisie chez les personnes qui ont de la prédisposition à ces maladies. En outre, c'est un besoin de plus qu'on se crée : or, plus un homme a de besoins, moins il est libre et heureux. La sensation que la pipe fait naître, quand elle a été souvent reproduite, devient la source d'un besoin dont les retours sont fréquents, et qui ressemble à l'appétit; la fumée de la pipe excite une sécrétion très-abondante de salive. Comme cette salive est ordinairement crachée, il en résulte affaiblissement pour l'économie et fatigue pour l'estomac, qui se trouve privé d'une des humeurs qui lui sont les plus nécessaires. Le ptyalisme abondant que détermine l'action de fumer peut finir à la longue par épuiser l'économie. Percy dit avoir vu mourir de consomption et d'épuisement, par suite de l'abus de la pipe, une multitude d'individus jeunes et vieux. Les excès de la pipe produisent différents inconvénients qui ne sont pas égaux dans tous les pays et dans toutes les constitutions. Ces inconvénients sont moins grands chez les individus lymphatiques que chez ceux qui sont secs, bilieux et nerveux, dans les pays bas et humides que dans les régions chaudes et élevées. La pipe a des inconvénients spéciaux, qui résultent de la longueur du tuyau et de la matière dont elle est fabriquée. Les pipes trop courtes deviennent promptement brûlantes pour les lèvres, et les expose à l'action de l'huile empyreumatique très-âcre qui se forme pendant la combustion du tabac; ce qui, joint à la pression qu'elle exerce sur ces parties, les excorie, y détermine de la tuméfaction, et, par suite, des engorgements cancéreux. C'est ordinairement chez de vieux fumeurs qu'on rencontre le cancer de la lèvre inférieure.

L'habitude de priser ne vaut guère mieux que celle de fumer. Elle est même pire sous le point de vue de la propreté. Le tabac en poudre irrite les nerfs qu'il finit par émousser, et occasionne des maux de tête et d'yeux.

Une circonstance ajoute encore aux inconvénients attachés à ces deux habitudes, ce sont les substances âcres et irritantes que les marchands mêlent au tabac, afin d'attirer les chalands, et qui agissent, pour la plupart, comme de véritables poisons. On a constaté dans une fabrique qu'elle faisait usage de minium pour l'ajouter au tabac d'Espagne, afin de lui donner plus de couleur et de poids; ainsi, les personnes qui faisaient usage de ce tabac s'introduisaient chaque jour dans le corps une certaine quantité d'oxyde de plomb, d'un des plus redoutables poisons lents que nous connaissions. Doit-on s'étonner, d'après cela, de ce que certains tabacs produisent des cécités incurables et une foule de maladies nerveuses dont les exemples ne sont que trop nombreux?

III. *Des poisons physiques.*

On appelle *poison* toute substance qui produit des effets destructifs dans le corps de l'homme, lorsqu'on l'y introduit, même en petite quantité. On compte dans la nature un grand nombre de poisons, et d'espèces très-variées. Ils agissent, les uns avec violence et rapidité, les autres sourdement et avec lenteur; quelques-uns à l'intérieur, d'autres à l'extérieur; certains d'une manière patente, plusieurs d'une manière invisible. Tous appartiennent sans contredit à la classe des ennemis les plus dangereux de la vie.

C'est un préjugé fâcheux que de ne regarder comme *poison* que ce qu'on prend par la bouche. Nous pouvons être empoisonnés par tous les points de notre corps, par les surfaces extérieures aussi bien que par les parois intérieures, en un mot, par toutes celles qui sont garnies de nerfs et de vaisseaux absorbants; d'après cela, par la bouche et l'estomac, par le rectum et toute la surface de la peau, par les narines et les oreilles, par les parties naturelles et les poumons. L'effet est prompt dans quelques parties et lent dans d'autres, et tous les poisons n'agissent pas également sur le même organe.

Parmi les *poisons* physiques, les plus importants à connaître sont :

1° L'*arsenic*, le plus violent de tous les poisons; la plus petite prise, celle de cinq ou six grains, suffit pour faire périr au milieu des plus cruelles souffrances et avec beaucoup de promptitude. Il y a une infinité d'exemples de personnes qui se sont donné ainsi la mort par imprudence plus souvent encore que par intention. Je crois donc qu'une surveillance éclairée devrait rejeter entièrement du sein de la société un poison si redoutable, que l'on n'emploie guère que pour faire périr les souris et les rats : du moins ne devrait-on pas en permettre le débit dans certaines boutiques, telles que celles d'épiciers, où l'on vend en même temps du sucre, du café et d'autres comestibles. Il importe donc d'éveiller l'attention publique sur les circonstances qui favorisent l'empoisonnement par l'arsenic, et de donner quelques avis à ce sujet.

L'usage qu'on fait de ce métal pour détruire les animaux rongeurs qui ravagent nos provisions est une de ces circonstances. Quand on pense combien de personnes sont mortes de ce poison destiné aux rats, il semble qu'on devrait enfin renoncer à une si funeste coutume. Je citerai l'exemple d'une maison où l'on avait mis du lait à la cave ; des rats, après avoir pris de l'arsenic déposé dans cette cave, pour les empoisonner, vinrent boire de ce lait. Les personnes qui s'en servirent éprouvèrent tous les effets d'un empoisonnement. Il vaut mieux se servir de la noix vomique, qui est bien moins dangereuse pour les hommes, quoiqu'elle soit un poison des plus violents pour les animaux.

On s'expose encore à ce genre d'empoisonnement par l'emploi imprudent des couleurs dans lesquelles entrent des préparations arsenicales. Les peintres de profession savent se mettre en garde contre le danger; mais les amateurs et les jeunes gens devraient être très-circonspects lorsqu'ils font usage de ces couleurs, et se garder surtout de prendre la mauvaise habitude de passer leur pinceau dans la bouche. Les jouets d'enfants peints avec des couleurs arsenicales ne sont pas moins dangereux, et l'on devrait en interdire la vente. Je dois avertir enfin de se défier des remèdes que certains charlatans débitent contre les fièvres intermittentes, et dans la composition desquels il entre beaucoup d'arsenic; il est vrai que ces remèdes enlèvent quelquefois la fièvre sur-le-champ, mais presque toujours aussi ils font tomber les malades en consomption, et finissent par les conduire à la mort.

2° Le *plomb* n'est guère moins redoutable que l'arsenic, peut-être même est-il plus terrible encore, en ce qu'il agit plus lentement, plus sourdement, qu'il ne manifeste pas sur-le-champ son action par des symptômes violents, et qu'il lui arrive quelquefois de causer un empoisonnement complet, sans que la personne dans le sein de laquelle il a déposé le germe de la mort s'en doute le moins du monde. Le plomb empoisonne donc de plusieurs manières différentes, que la grande majorité du public ne connaît pas. La première, c'est en avalant chaque jour un peu de plomb avec les aliments ou les boissons, ce qui arrive, soit lorsqu'on fait cuire les mets dans des vases de cuivre dont l'étamage est falsifié avec du plomb, ou dans des vases de terre mal vernissés, soit lorsqu'on boit des vins frelatés avec de la litharge. On voit, après bien des années, se déclarer enfin les symptômes les plus terribles d'un empoisonnement incurable. On doit craindre les mêmes résultats lorsque l'on fait usage de fards préparés avec le blanc de plomb, ou que l'on emploie dans la toilette des eaux chargées de quelque dissolution de ce métal. Tous ces fards sont nuisibles à la santé, mais surtout les *blancs*, parce qu'ils contiennent la plupart du temps du sous-carbonate de plomb, qui s'introduit aussi bien dans notre corps à travers la peau que par l'estomac.

Enfin, c'est en se pressant trop d'habiter les appartements qui ont été peints avec du blanc de plomb, ou dont les peintures ont été revêtues d'une couche de vernis à l'huile; dans ce cas, le poison s'insinue par la voie des poumons, et l'on peut devenir ainsi asthmatique ou poitrinaire. Les effets généraux de l'empoisonnement par le plomb et ses diverses préparations sont : la colique, une constipation opiniâtre, la paralysie des bras et quelquefois aussi des jambes, enfin le dessèchement complet du corps, et la consomption qui amène la mort.

3° Il faut en dire autant des préparations mercurielles, antimoniales et cuivreuses, qui sont toutes des poisons plus ou moins redoutables. On voit combien il y a de danger à faire cuire les aliments dans des vases de cuivre non ou mal étamés.

4° Le règne végétal abonde aussi en poisons qui tuent, les uns par leur narcotisme, comme l'opium et la belladone; les autres par leur âcreté, qui excite l'inflammation et la gangrène, comme le garou et l'euphorbe. L'ignorance fait également commettre un grand nombre d'erreurs à cet égard. Combien de gens ont pris de la ciguë pour du persil, des racines de jusquiame pour des panais, des champignons vénéneux pour de bons champignons! Combien se sont donné la mort pour avoir mangé des baies de belladone ou de garou! On devrait donc, dans toutes les écoles, apprendre à chaque élève à connaître les plantes vénéneuses qui croissent dans le pays. Celles qu'il importe beaucoup de savoir bien distinguer sont : la *belladone*, la *ciguë*, la *jusquiame*, l'*aconit*, la *digitale*, la *morelle*, le *tithymale*, l'*ivraie*, le *garou*, plusieurs espèces de *renoncules*, la *laitue vireuse* et le *laurier-cerise*. J'ajouterai encore les *amandes amères*, dans lesquelles on a reconnu la présence de l'acide hydrocyanique, le même poison que celui qui existe dans le laurier-cerise.

CHAPITRE IV.

DU MOUVEMENT, DU TRAVAIL ET DU REPOS.

Le mouvement et le repos ne contribuent pas moins à la santé; le mouvement, en augmentant la circulation du sang, atténue et divise les humeurs, et procure une transpiration douce et une infiltration de tous les liquides; il donne de l'appétit et aide à la digestion : de là vient que ceux qui sont accoutumés à se donner du mouvement, sont ordinairement plus robustes que les autres et moins sujets à beaucoup de maladies.

Pour remplir parfaitement le vœu de la nature, et surtout pour prolonger la durée de la vie, on doit entretenir un certain équilibre entre ses facultés physiques et morales. L'harmonie des mouvements est la principale base sur laquelle reposent la santé, la restauration uniforme et la durée du corps; et il est impossible que la balance s'établisse quand nous ne faisons que penser, quand nous demeurons toujours assis. Le besoin de se mouvoir est aussi naturel à l'homme que celui de boire et de manger. Jetons les yeux sur un enfant, et nous verrons qu'il n'y a rien qui le contrarie autant que d'être obligé de se tenir en place. Rester des jours entiers sur une chaise, sans éprouver le désir de prendre quelque exercice, est déjà chose contre nature : c'est un véritable état de maladie. L'expérience nous apprend que ceux qui ont atteint un âge avancé avaient toujours fait beaucoup d'exercice en plein air. Ainsi les voyages, l'équitation, la danse et tous les genres d'exercice, sont très-utiles. Il serait à désirer que, sous ce dernier rapport, on imitât les anciens, qui avaient réduit la gymnastique en principes, et qu'aucune considération n'empêchait de s'y livrer. Je regarde donc comme une condition indispensable à la durée de l'existence, de prendre chaque jour, une heure au moins de mouvement en plein air. Les exercices les plus salutaires sont ceux qui remuent simultanément le corps et l'âme : par exemple, pour que la promenade soit utile, il faut la faire en compagnie, dans un pays agréable et varié.

Le mouvement se divise en actif et en passif. L'actif est celui qu'on se donne par l'exercice de la marche, de la promenade, de la chasse, de la paume, de la danse, de la voix, et du travail simultané du corps et d'esprit. Le mouvement passif est celui que l'on prend en carrosse, à cheval, ou dans quelque machine, etc.

L'exercice peut être porté jusqu'au point où commence la lassitude ; mais pour être bon, il doit être pris avant le repas et dans un air pur et léger.

C'est pour cette raison que les voyages et la campagne contribuent beaucoup à nous conserver la santé, et souvent à la rétablir.

Le repos modéré et proportionné au mouvement qu'on s'est donné, est aussi fort bon et fort utile à la santé; mais celui qui est excessif produit des effets contraires à ceux du mouvement modéré : il est par conséquent très-mauvais. La vie sédentaire et oisive est sujette à beaucoup plus d'indispositions que celle où l'on se donne du mouvement et de l'exercice.

1. *De l'exercice actif.*

L'individu qui fait peu d'exercice n'a, en général, qu'un appétit médiocre, ou même en manque tout à fait, tandis que l'artisan qui se livre, surtout en plein air, à des travaux pénibles, éprouve une faim qu'il ne peut apaiser qu'avec une grande masse d'aliments. Mais si l'exercice modéré est le stimulant le plus actif de l'appétit, la fatigue produit un effet contraire et tout à fait mauvais. L'individu qui vient de lutter, de se livrer à la course ou à la danse, qui vient de gravir une montagne, de monter un escalier, sent son cœur et toutes ses artères battre avec force; son pouls est fort, fréquent et développé; sa face est rouge et gonflée, les mouvements d'inspiration et d'expiration se succèdent avec rapidité, et il présente enfin tous les phénomènes de l'essoufflement; la sueur qui résulte d'une fatigue excessive est cause d'amaigrissement; au moyen d'exercices violents, Galien fit maigrir, en très-peu de temps, un homme chargé de graisse.

Marche. Dans la marche, il y a non-seulement action des muscles abdominaux, mais encore de ceux du tronc et du cou. Si elle a lieu sur un plan horizontal, on peut la considérer comme le moins fatigant de tous les mouvements et de tous les exercices. Cependant, elle ne convient pas, en général, aux personnes qui ont la respiration courte; qui sont asthmatiques, qui ont ou sont menacées d'avoir quelque maladie de cœur ou des gros vaisseaux sanguins.

Saut. Extrêmement fatigant pour le vieillard, et même pour l'adulte, le saut ne convient que dans la jeunesse; et, comme le choc est très-fort dans ce genre d'exercice, il doit être défendu aux personnes qui ont des hernies, aux femmes enceintes, à celles qui ont leurs règles, etc.

Course. Comme elle est promptement suivie de fatigue et d'essoufflement, on doit expressément la défendre aux personnes atteintes ou menacées de maladies thoraciques.

La course, se composant d'une multitude de sauts, ne pourrait être que préjudiciable aux individus affectés d'inflammation d'intestins, du foie, etc., aux femmes grosses, à celles qui sont atteintes de métrite, et en général à tous les sujets à qui les secousses sont contraires.

Danse. Quand on sait la renfermer dans certaines limites; quand ses mouvements ne sont ni trop rapides, ni trop violents; quand on ne la pousse pas jusqu'à la fatigue et qu'on n'en fait pas une sorte de travail; quand elle n'oblige pas à une rotation plus ou moins prolongée, comme dans la valse; quand les secousses qu'elle détermine sont modérées, on doit considérer la danse comme un des exercices les plus utiles.

Chasse. Dans cet exercice on trouve la marche, la course et le saut; il oblige à toutes les attitudes; il force souvent à pousser des cris et ne laisse pas un seul muscle en repos. Renfermé dans de justes bornes, cet exercice est certainement un de ceux qui produisent les meilleurs effets, d'autant plus qu'il se fait généralement dans un air vif, et produit des émotions nombreuses et généralement agréables.

Escrime. Il y a dans l'escrime une lutte continuelle de tous les muscles, ce qui en fait un exercice à la fois précieux et fatigant.

Jeux de balle, de paume et de volant. Ces jeux ont, de même que l'escrime, pour caractère principal d'exercer autant au moins les membres supérieurs que les inférieurs; ils contribuent, comme les autres exercices, à donner de la force et surtout de l'agilité. Le jeu de billard a tout les avantages de la marche sur un plan horizontal, et de plus tous ceux d'un exercice modéré des membres supérieurs. C'est peut-être celui de tous les genres de locomotion qui convient le mieux après le repas.

Natation. Les propriétés de la natation en font un exercice utile aux personnes à qui les chocs peuvent être préjudiciables, et aux jeunes gens dont les os présentent un commencement de déviation, ou qui en sont menacés.

Le milieu dans lequel la natation a lieu exerce lui-même une grande influence sur le nageur.

Chant, déclamation, lecture à haute voix. Quand le chant, la déclamation et la lecture ne dépassent pas certaines limites, ils n'ont, comme tous les exercices modérés, que des effets avantageux : par eux, la voix acquiert plus d'étendue, de fermeté et de souplesse : ils favorisent le développement du thorax. Les excès dans le chant, les cris, la déclamation, ont déterminé fréquemment des hémoptysies, des phthisies, soit pulmonaires, soit laryngées, des maladies du cœur et des gros vaisseanx sanguins, et d'autres affections graves des organes thoraciques.

On doit recommander aux orateurs, aux acteurs et aux chanteurs de ménager leur voix, de s'arrêter avant que le sentiment de la fatigue se soit fait sentir, et, à plus forte raison, quand déjà il est venu, de ne point forcer leur voix, de ne pas s'opiniâtrer à attaquer des notes que la nature leur a interdites, d'éviter de chanter, de déclamer après le repas, parce qu'alors l'estomac étant rempli d'aliments, est un obstacle aux libres mouvements du diaphragme; de suivre un régime modéré, d'éviter tous les excès, et plus particulièrement ceux du coït et des liqueurs spiritueuses; de s'abstenir de ragoûts salés, épicés, de haut goût, d'éviter tous les refroidissements, et de ne faire usage que de boissons chaudes ou tièdes, lorsque la soif se fait sentir après le chant ou la déclamation.

II. *De l'exercice passif.*

De toutes les gestations, l'équitation est celle qui exige le plus d'efforts musculaires. L'équitation, quand les ébranlements qu'elle exige sont peu considérables, comme lorsqu'on va au pas, est un des exercices les plus favorables à la santé; elle cause moins de fatigue que la marche, et permet de faire des promenades plus longues et plus variées, de se procurer, par conséquent, les avantages de la distraction, et même ceux d'un air plus pur que celui qu'on respire habituellement. L'exercice du cheval, quand il est modéré, ouvre l'appétit, rend les digestions plus faciles, et exerce une action tonique sur toutes les fonctions. Il peut être considéré, s'il borne là ses effets, comme un des plus précieux pour tous les hommes, et particulièrement pour les personnes faibles, âgées, et pour les convalescents. L'équitation a été aussi conseillée dans une foule de maladies chroniques, et possède, en effet, une puissance thérapeutique très-grande.

Mais quand l'équitation exige de grands efforts, lorsqu'elle détermine des secousses trop fortes et trop souvent répétées, elle n'a que des inconvénients, ou du moins elle n'aurait d'avantages que pour les individus qui y seraient endurcis depuis longtemps. Ce genre d'équitation doit être sévèrement défendu à tous les sujets atteints et menacés de maladies d'irritation, d'affections du cœur ou des gros vaisseaux, de calculs vésicaux, de tumeurs hémorroïdales, etc. Sans parler des chutes, nous citerons l'engorgement des testicules, qui est souvent déterminé par le froissement de ces organes contre la selle; l'inflammation, l'excoriation des cuisses et des fesses, et enfin l'inflammation de la gorge et l'essoufflement, qui se manifeste bientôt lorsque l'on court contre le vent. On a proposé, pour prévenir ces divers accidents, de porter des suspensoirs, d'oindre les parties exposées aux excoriations avec des corps gras, de ne point se servir de selles trop dures, et enfin, de faire en sorte, si l'on se trouve forcé de courir contre le vent, de ne lui présenter qu'un des côtés de la face, et de ne respirer que par le nez.

Voitures non supendues. Ce genre de locomotion n'a que des inconvénients. La céphalalgie, les nausées, les malaises, sont les moindres accidents qui en résultent.

Voitures bien suspendues. Quelques personnes ne peuvent aller en voiture sans éprouver des nausées, des vomissements, de la céphalalgie et un malaise insupportable. La locomotion dans une voiture bien suspendue est infiniment utile aux convalescents, aux personnes débiles, âgées, à celles qui ont quelque infirmité qui les empêche de se livrer à un autre genre d'exercice; mais aussi elle équivaut à l'inaction pour les individus qui sont condamnés à n'en point avoir d'autre.

Dans la *litière et la chaise à porteurs*, les secousses sont tellement faibles qu'on doit les considérer comme nulles : aussi ces agents de locomotion ne doivent-ils être regardés que comme des moyens de transport. Sous ce point de vue, ils sont très-avantageux aux malades, aux blessés et aux personnes tellement débiles qu'il y aurait impossibilité pour elles de monter dans une voiture suspendue.

La *promenade en bateau* éveille l'appétit et facilite la digestion. Cette espèce de locomotion n'est cependant pas sans influence; elle détermine, chez certaines personnes, même par une eau tranquille, des vertiges, des nausées, des vomissements. Ces effets sont portés au plus haut degré dans la navigation maritime, surtout lorsqu'elle a lieu sur une mer agitée et houleuse; ils prennent alors le nom de *mal de mer*. Bien des moyens ont été proposés pour prévenir ce mal ou en dissiper l'intensité; mais le plus puissant de tous, c'est l'habitude. On a conseillé, pour l'éviter, de se tenir le plus possible au milieu du navire, c'est-à-dire, dans celle de ses parties qui est la moins agitée. Il paraîtrait qu'on a retiré aussi de bons effets, dans ce cas, de la compression du ventre par une ceinture.

Berceau. Les secousses légères que les femmes impriment à leurs nourrissons en les portant, en les ballottant dans leurs bras, ne peuvent qu'être avantageuses à ces petits êtres, dont les mouvements sont encore si bornés. Blâmons, toutefois, les mères et les nourrices qui, pour apaiser les cris de leurs enfants ou pour les endormir, leur impriment des secousses si violentes que, certainement, ils seraient mieux dans la charrette la plus dure et sur le chemin le plus raboteux que dans leurs bras. On a dit que le bercer ne procurait du sommeil qu'en déterminant une congestion cérébrale, et qu'il était, en conséquence, la source de plusieurs affections graves de l'encéphale; mais lorsque ces mouvements ne dépassent pas certaines limites, ils ont tous les avantages des gestations douces.

Escarpolette, balançoire. Il est peu de personnes qui puissent supporter le jeu de l'escarpolette, à cause des vertiges et des nausées qu'il occasionne; la balançoire a peut-être quelques avantages, lorsque son extrémité ne frappe la terre qu'avec douceur; mais elle a tous les inconvénients des gestations trop rudes, lorsque ce choc se fait avec violence.

Trémoussoir, fauteuil de poste, tabouret ou siége d'équitation. Frappé des avantages qu'on retire dans quelques circonstances d'un voyage en voiture, ou de l'équitation, on a imaginé des appareils à l'aide desquels on pourrait obtenir des effets plus ou moins semblables sans sortir de son appartement. En tête de cet appareil, il faut placer le *fauteuil de poste.* Au moyen de ce fauteuil on peut se procurer des secousses d'avant en arrière, de droite à gauche, et de haut en bas, absolument semblables à celles qu'on éprouve dans une chaise de poste.

Sans doute on ne peut pas refuser des avantages réels à ces divers moyens; mais ils ne peuvent point procurer ces distractions, ces émotions douces et continuellement renaissantes que font éprouver un voyage et la promenade, et surtout ils ne peuvent rendre l'atmosphère stagnante d'un appartement aussi tonique et aussi salutaire qu'un air vif, pur, sans cesse renouvelé, et chargé d'émanations odoriférantes.

III. *Des voyages.*

Les voyages sont une des plus douces jouissances de la vie, et peuvent contribuer beaucoup à la prolonger. Le mouvement continuel qu'ils procurent, la variété des objets qu'ils font passer sous les yeux, la gaieté à laquelle ils disposent l'âme, l'air pur et toujours nouveau qu'ils permettent de respirer; toutes ces causes réunies produisent un effet presque magique sur l'homme, et contribuent infiniment à lui rendre des forces épuisées et à le rajeunir. A la vérité, ils augmentent peut-être la *consommation;* mais cet inconvénient est bien compensé, parce que la *restauration* gagne, soit au physique, la digestion s'exécutant avec plus de facilité, soit au moral, l'esprit étant distrait sans cesse par une succession rapide d'impressions agréables qui ont pour résultat l'oubli presque entier de soi-même. Les personnes qui doivent surtout faire usage de ce moyen sont celles que leur état oblige d'être constamment assises, de s'occuper continuellement d'affaires désagréables ou de choses abstraites; celles qui ont le caractère difficile à émouvoir, ou qui sont sujettes à la mélancolie, à l'hypocondrie, celles enfin auxquelles le sort a refusé le premier de tous les biens, le bonheur domestique.

Cependant un trop grand nombre de personnes ne savent pas tirer des voyages toute l'utilité qu'elles s'en promettaient. Je ne crois donc pas hors de propos de faire connaître ici quelques-unes des règles qu'il importe le plus d'observer.

1° C'est *à pied* ou *à cheval* qu'il serait préférable de voyager. Mais lorsqu'on est faible ou qu'on a de grandes distances à parcourir, il est nécessaire d'aller en *voiture*.

2° Quand on se sert d'une voiture, il convient de ne pas rester toujours dans la même situation, et de se tenir tantôt assis, tantôt couché. C'est le moyen d'obvier aux inconvénients de cette manière de voyager qui proviennent surtout de ce que l'ébranlement a lieu toujours dans la même direction.

3° La nature n'aime pas les transitions brusques. Ainsi celui qui serait accoutumé à une vie sédentaire, aurait tort de s'en arracher tout à coup pour entreprendre un long et pénible voyage. C'est comme si quelqu'un qui n'aurait jamais bu que de l'eau voulait se mettre tout à coup à ne boire que du vin. Que le passage ne soit donc pas brusque, et qu'on procède par gradations.

4° En général, il ne faut pas que les voyages entrepris pour cause de santé dégénèrent en courses fatigantes. La force de tempérament de chacun indiquera le juste milieu qu'on doit suivre à cet égard. La meilleure manière de voyager serait peut-être de faire six à huit heures par jour, pendant trois ou quatre jours, et de se reposer ensuite quelque temps. On évitera surtout de voyager durant la nuit, ce qui est très-préjudiciable, parce qu'alors on se prive d'un repos nécessaire, on supprime, on dérange la transpiration cutanée, et on s'expose à respirer un mauvais air. Il vaut mieux doubler la journée qu'on s'était prescrite, que de prendre sur le temps du sommeil.

5° Il ne faut pas s'imaginer que les voyages nous autorisent à franchir les bornes de la tempérance. On ne sera pas trop difficile sur le choix des aliments et des boissons, et on fera sagement de s'accoutumer au genre de vie propre à chaque pays; mais on évitera de se surcharger l'estomac, car le mouvement divise trop les forces du corps pour que ce viscère puisse remplir parfaitement ses fonctions. On doit aussi s'abstenir des aliments et liquides trop échauffants, dont il est assez ordinaire aux voyageurs d'abuser. Le voyage étant déjà par lui-même un excitant, nous avons moins besoin d'aliments et de boissons propres à nous stimuler que quand nous restons tranquilles. Presque toutes ces substances occasionnent alors des surexcitations dangereuses, des congestions et autres accidents analogues. Le parti le plus sage est de prendre peu de nourriture à la fois et de multiplier ses repas, de boire plus qu'on ne mange, enfin de choisir ses aliments parmi ceux qui sont d'une digestion aisée, sans être échauffants ni faciles à falsifier. Ainsi, dans les campagnes et les mauvaises auberges, on se contentera de manger du lait, des œufs, du pain bien cuit, de la viande rôtie ou bouillie depuis peu, et des fruits. Il faut surtout se défier des vins qu'on trouve dans ces endroits : mieux vaut prendre de l'eau, dont on corrige la crudité en y ajoutant du jus de citron, de la limonade sèche, ou quelques gouttes d'une bonne liqueur qu'on porte avec soi. Si cette eau exhale une mauvaise odeur, on la purifie avec de la poudre de charbon.

6° On n'entreprendra rien qui soit au-dessus de ses forces. Il est aussi difficile de tracer des règles à cet égard qu'au sujet du boire et du manger. Toutefois, la nature nous a donné un guide sur lequel nous pouvons compter : c'est la lassitude, qui nous annonce tout aussi positivement quand nous devons nous arrêter, que la satiété, quand nous devons sortir de table. La lassitude n'est autre chose que la voix intérieure de la nature qui nous avertit que nos forces sont épuisées. Celui qui éprouve de la fatigue doit donc se reposer : il est vrai qu'on peut également émousser la nature sous ce rapport, et qu'on finit par ne pas plus s'apercevoir qu'on est las, qu'un gourmand ne sent qu'il a trop mangé, surtout lorsqu'il a recours à des substances excitantes et échauffantes pour aiguiser son appétit. Cependant, même en pareil cas, il y a des signes auxquels on reconnaît que les bornes de la modération ont été franchies : on prend de la mauvaise humeur, on a envie de dormir, on bâille à tout moment, et cependant on ne peut s'endormir, même lorsqu'on goûte un instant de repos; on n'a plus d'appétit, le moindre mouvement accélère le pouls et occasionne des bouffées de chaleur ou même des tremblements, on a la bouche sèche et quelquefois amère. Lorsque ces symptômes deviennent évidents, il faut s'arrêter et se livrer au repos, si l'on veut éviter une maladie qui est sur le point d'éclater.

7° Quand on voyage, mille causes diverses peuvent arrêter la transpiration; et le refroidissement est une des principales sources de maladies dont on court alors la chance d'être attaqué. Il faut donc éviter les transitions subites du froid au chaud, ou du chaud au froid. Les personnes délicates feront bien de porter un gilet de flanelle sur la peau.

8° La propreté est doublement nécessaire en voyage. Il faut avoir soin de se laver souvent, ce qui contribue beaucoup à diminuer la lassitude.

9° En hiver, ou dans les contrées froides et humides, on peut se permettre plus d'exercice qu'en été et dans les pays chauds, où la sueur nous enlève la moitié de nos forces. Par la même raison, on peut aussi s'en permettre plus le matin que le soir.

10° Les personnes pléthoriques ou sujettes aux crachements de sang et autres hémorragies, ne doivent pas se mettre en voyage avant d'avoir consulté leur médecin.

IV. *Des excès dans les travaux de l'esprit.*

Les excès dans les travaux intellectuels ont les

mêmes suites que ceux dans les plaisirs de l'amour. Il est même à remarquer que la trop grande contention d'esprit, entraînant une consommation énorme de force vitale, produit presque les mêmes effets sur la santé et la durée de l'existence, que la dissipation de l'humeur séminale, c'est-à-dire, qu'elle entraîne le dérangement des facultés digestives, le découragement, l'abattement moral, l'excès de susceptibilité, la consomption, et une mort prématurée.

Cependant il faut encore ici considérer la différence du tempérament et des dispositions naturelles, car il est tout simple qu'on se ressente plus ou moins de la fatigue des travaux intellectuels, suivant qu'on a l'âme plus ou moins forte, plus ou moins active. C'est pourquoi les personnes qui en souffrent le plus sont celles auxquelles la nature n'a donné que des talents médiocres, et qui veulent y suppléer par une application forcée. C'est ce qui fait aussi que tout travail entrepris contre notre gré et sans que nous ayons de goût particulier pour le sujet, nous affaiblit plus qu'aucun autre, car nous sommes contraints alors de faire violence à la nature.

Mais qu'entend-on par excès dans les travaux de l'esprit? Cet excès est aussi difficile à définir d'une manière générale, que celui dans le boire et le manger, parce que tout dépend de la mesure et de la disposition des diverses facultés de penser, qui ne diffèrent pas moins entre elles que les diverses facultés de digérer. Ainsi, ce qui serait un effort pour l'un, n'en est point un pour une autre personne mieux dotée du côté de l'esprit. Les circonstances dans lesquelles cet excès se commet sont une nouvelle source de différences importantes. Commençons-donc par déterminer d'une manière précise ce que nous entendons par débauches intellectuelles. On fait excès en ce genre :

1° *Quand on néglige les exercices du corps pour ceux de l'esprit.* Tout exercice de nos facultés qui détruit l'équilibre entre elles est nuisible, et autant il est certain qu'on s'affaiblit à un point extraordinaire lorsqu'on mène une vie purement intellectuelle, autant il est vrai que celui qui ne néglige pas entièrement les exercices corporels peut se livrer bien davantage et avec moins de danger pour sa santé aux travaux de l'esprit.

2° *Quand on s'occupe trop longtemps du même sujet.* Il en est de cela comme du mouvement musculaire. Lorsqu'on a remué le bras pendant un quart d'heure dans une seule direction, on se sent plus fatigué que si on lui avait imprimé des mouvements différents pendant deux heures. Il en est de même des occupations de l'esprit; rien n'épuise plus que dè travailler toujours sur le même sujet et de tenir sa pensée emprisonnée dans une même série d'idées. Boerhaave raconte qu'ayant passé plusieurs jours et plusieurs nuits à réfléchir sur un sujet, il tomba tout à coup dans l'abattement et resta quelque temps dans un état d'insensibilité voisin de la mort. La première règle à suivre pour étudier sans nuire à la santé, et même pour pouvoir travailler beaucoup, est donc de savoir entremêler et varier habilement les objets. On peut citer de grands philosophes, de profonds mathématiciens, qui, bien qu'arrivés à un âge avancé, conservent encore un caractère aimable et gai; dans tous les temps ils se sont fait une loi de cette variété, et ils ont toujours partagé leurs moments entre les travaux abstraits de l'esprit et la lecture des poëtes, des voyageurs, des historiens, des naturalistes. Il est aussi très-utile, même sous ce rapport, de savoir allier la vie pratique à la vie spéculative.

3° *Quand on traite des sujets trop abstraits et trop difficiles, tels que les problèmes de géométrie transcendante, ou de hautes questions de métaphysique.* Plus le sujet est abstrait, plus il oblige l'homme qui s'y livre, de se séparer du monde matériel, et d'isoler, pour ainsi dire, son esprit, ce qui est certainement un des états les plus contraires à la nature qu'on puisse concevoir, mais plus aussi il affaiblit et épuise. Une demi-heure passée en méditations abstraites fatigue plus qu'un jour entier employé à traduire. Cependant on ne peut encore rien établir de général et d'absolu à cet égard. Il y a des hommes qui ont reçu de la nature les facultés et la tournure d'esprit nécessaires pour se livrer à la méditation, tandis que ces qualités manquent totalement à d'autres qui font de vains efforts pour y suppléer. Avant de soulever un poids, on commence toujours par essayer ses forces; or, je m'étonne de ce qu'avant de se charger la tête d'un travail quelconque, on ne consulte pas la capacité de son esprit, pour savoir s'il peut en supporter le fardeau. Combien d'hommes se rendent malheureux et dérangent leur santé pour avoir cru pouvoir approfondir les secrets de la philosophie sans être philosophes!

4° *Quand on travaille toujours d'imagination.* On peut, je pense, rapporter le travail d'esprit à deux choses : le travail actif ou créateur, celui d'un esprit qui tire de son propre fonds et qui crée des idées; le travail passif, celui d'un esprit qui ne fait que recevoir les idées des autres; par exemple, lorsqu'on lit ou qu'on écoute. Comme le premier exige plus d'efforts que l'autre, et qu'il épuise beaucoup plus, on devrait avoir soin de les entremêler sans cesse.

5° *Quand on commence de trop bonne heure à exercer les facultés de l'esprit.* Tout effort intellectuel un peu considérable est très-nuisible dans les premiers temps de la vie; tout travail de tête qu'on exige d'un enfant avant la septième année est contraire aux lois de la nature, et entraîne pour l'organisation les mêmes résultats fâcheux que l'onanisme.

6° *Quand on s'occupe des matières qui ne présentent aucun attrait.* Plus le travail d'esprit flatte nos goûts, et moins il nous fatigue. Il faut donc apporter beaucoup de circonspection dans le choix de ses études, afin de s'assurer si elles sont ou non en harmonie avec nos dispositions particulières.

7° *Quand on prolonge ou qu'on provoque la tension*

de l'esprit par des excitations particulières et artificielles. On emploie ordinairement, pour remplir ce but, le vin, le café ou le tabac; et, quoiqu'on ne puisse pas approuver d'une manière générale l'usage de pareils moyens, attendu qu'ils produisent toujours un double épuisement, cependant j'avoue qu'on ne saurait guère s'en passer tout à fait dans un siècle tel que le nôtre, où, pour se livrer au travail de tête, on est obligé de consulter plutôt les convenances du moment que les dispositions de l'esprit. Dans cet état de choses, une tasse de café ou une prise de tabac est encore ce qui entraîne le moins d'inconvénients, pourvu qu'on n'en fasse pas abus, car alors on augmenterait beaucoup la somme des pertes qu'occasionne déjà le travail intellectuel.

8° *Quand on travaille pendant la digestion*. On se nuit alors de deux manières, d'abord en s'affaiblissant davantage, parce qu'il faut plus d'efforts pour penser, et ensuite en troublant l'acte si important de la digestion.

9° *Quand on prend sur les heures du sommeil pour travailler*. C'est une des plus mauvaises habitudes qu'on puisse contracter, et sur laquelle je reviendrai plus au long à l'article du sommeil.

10° *Enfin, quand le travail est accompagné de quelques circonstances capables d'exercer par elles-mêmes une influence pernicieuse*. Il y en a surtout deux qui contribuent quelquefois plus que la pensée elle-même aux suites fâcheuses de l'exercice des facultés intellectuelles; ce sont l'habitude de se tenir assis, le corps ployé en deux, et celle de se renfermer dans une chambre où l'air ne se renouvelle pas. On fera donc sagement de s'accoutumer non-seulement à travailler indifféremment au lit, debout, à la promenade ou à cheval, sur un siége de bois, mais encore à le faire quelquefois en plein air, et à ne pas rester toujours enfermé dans son cabinet. C'est de cette manière qu'on se préservera des maladies auxquelles les gens de lettres sont si exposés. Les philosophes d'autrefois pensaient autant que ceux d'aujourd'hui, et cependant ils ne connaissaient ni l'hypocondrie, ni les hémorroïdes, parce qu'ils ne prenaient ni café, ni tabac, dans la vue de se stimuler, et qu'ils ne négligeaient pas l'exercice du corps pour celui de l'esprit.

V. *De l'Oisiveté.*

Le défaut d'exercice de nos facultés peut abréger la vie, car il a pour résultat de rendre les organes impropres à remplir leurs fonctions, de favoriser la stagnation des humeurs, de mettre obstacle à leur élaboration, et de vicier ainsi la qualité des sucs propres à réparer nos pertes. La destination première de l'homme, et la plus invariable, est de manger son pain à la sueur de son front. L'expérience confirme ce principe, même sous le point de vue purement physique, puisque la nourriture ne profite point à celui qui mange sans avoir travaillé. On ne peut compter ni sur la santé, ni sur une longue carrière, quand il n'y a pas un juste rapport entre la restauration et la consommation.

L'expérience nous apprend encore que jamais l'homme oisif n'atteint un âge avancé, et, qu'au contraire, les individus qui ont vécu le plus longtemps sont ceux qui ont mené une vie fort active.

Mais ce n'est pas seulement l'inaction du corps qui nuit à la durée de l'existence, celle de l'âme produit le même effet. Je veux parler de l'ennui, qu'on ne s'attend pas à trouver peut-être parmi les causes qui abrégent la vie, lorsqu'il nous fait paraître le temps si long. Si nous examinons attentivement les effets physiques qu'il produit, nous verrons qu'on ne saurait le considérer comme une chose indifférente, et qu'il peut entraîner les résultats les plus fâcheux pour le matériel de notre organisation. Que remarque-t-on chez un homme qui s'ennuie? Il commence par bâiller, ce qui annonce déjà que le passage du sang à travers les poumons est gêné, par conséquent, la force du cœur et des vaisseaux troublée, et le jeu de ces organes ralenti. Si le mal se prolonge, il en résulte des congestions et des stases du sang; les organes digestifs deviennent également lents et paresseux; on voit survenir l'abattement et la mélancolie, des gaz se développent en abondance dans les intestins, les accidents de l'hypocondrie se déclarent, en un mot, toutes les fonctions sont dérangées. Or, je me crois fondé à dire qu'un état qui porte le désordre dans les actes les plus importants de la vie, et qui épuise les forces les plus nobles, doit abréger l'existence. L'ennui est aussi dangereux au physique qu'au moral. Weikard cite l'exemple d'un enfant qui, né de parents fort pauvres et obligés de travailler pour vivre, était par conséquent destiné à s'ennuyer dès sa naissance. Pendant les premiers temps de sa vie, ses parents le laissaient seul, couché dans son berceau, où il passait le temps à regarder ses mains et ses pieds; lorsqu'il fut devenu plus grand, on l'enfermait tous les jours dans un poulailler, d'où il ne pouvait voir ce qui se passait au dehors que par un petit trou. Qu'arriva-t-il? Cet enfant resta imbécile, et à peine put-on lui apprendre à parler. L'ennui produit encore des effets plus terribles. Pour peu qu'on ait de penchant à la mélancolie, il peut conduire au suicide. Il n'y a, pour se prémunir de l'ennui, qu'un seul moyen, qui n'est malheureusement pas du goût de tout le monde, c'est un travail réglé.

VI. *De la culture des facultés physiques et morales.*

La culture seule rend l'homme meilleur et moins imparfait. Il ne peut jouir de tous ses avantages que quand il a acquis, au physique comme au moral, un certain degré de développement et de perfectionnement. Un homme grossier, sans culture, n'est pas un homme; c'est une brute, qui a tout ce qu'il faut pour devenir homme, mais qui, tant que ses dispositions naturelles n'ont pas été développées, ne s'élève pas au-dessus de la classe des animaux. L'essence de l'homme consiste dans sa perfectibilité. Son organisation entière a été calculée pour qu'il ne fût rien à sa naissance et dans ses premières années, et pour qu'il pût devenir tout.

L'influence de la culture sur le physique et sur la prolongation de la vie est bien remarquable. On croit communément qu'elle affaiblit et abrége la vie; mais cela n'est vrai que de l'excès de culture, qui amollit et efféminine l'homme. Cet excès est aussi pernicieux qu'un défaut absolu ; il abrége également la vie. L'homme trop amolli, et dont les sens ou le moral sont trop développés, n'atteint pas plus qu'un sauvage le dernier terme assigné à son espèce; tandis qu'un degré convenable de culture physique et morale, et surtout le développement harmonique de toutes les facultés, est nécessaire à l'homme pour lui faire acquérir, même au physique, et sous le rapport de la durée de la vie, les avantages qui doivent le distinguer de la bête.

Il n'est pas inutile sans doute de faire connaître la manière dont la culture bien entendue influe sur la prolongation de la vie, afin qu'on puisse la distinguer de celle qui n'a pas été sagement calculée.

Elle développe parfaitement les organes, de sorte qu'elle multiplie les sources de jouissance et les moyens de restauration. Combien l'homme civilisé n'a-t-il pas, pour réparer ses pertes, de moyens qui manquent au sauvage!

Elle amollit et adoucit la complexion, et diminue par conséquent cet excès de dureté qui nuit à la longueur de la vie.

Elle nous garantit des causes destructives qui abrégent beaucoup la vie des sauvages, telles que le froid, la chaleur, les intempéries, la faim, les poisons, etc.

Elle nous apprend à guérir les maladies et à faire servir les forces de la nature au rétablissement de la santé.

Elle nous enseigne à faire plier nos passions sous le joug de la raison et de la morale. Elle nous apprend à supporter l'infortune avec résignation, à ne pas nous offenser des injures qu'on nous adresse, etc. Elle diminue donc la consommation, qui, sans cela, ne tarderait pas à nous détruire.

Elle réunit les hommes en corps de nations, et amène le besoin des sociétés sans lesquelles il ne pourrait y avoir ni assistance mutuelle, ni police, ni lois. De cette manière elle contribue indirectement à prolonger nos jours.

Enfin, elle nous fait connaître une foule de commodités, dont on peut se passer dans la jeunesse, mais qui sont fort utiles dans un âge avancé, des aliments raffinés par l'art du cuisinier, l'exercice rendu plus facile par l'emploi des animaux, des jouissances plus multipliées, plus de repos, etc. Ce sont là autant de prérogatives au moyen desquelles l'homme qui vit en société prolonge plus ses jours, durant la vieillesse, que celui qui vit encore dans l'état de nature.

On peut juger, d'après tout cela, quel degré de culture est nécessaire pour prolonger notre existence. La seule qui puisse nous procurer ce bienfait, c'est celle qui tend à perfectionner autant que possible toutes nos facultés physiques et morales; mais il ne faut jamais perdre de vue la grande loi morale à laquelle tout dans l'homme doit se rapporter, pour que son existence corresponde réellement à sa destination.

VII. *Règles pour le travail intellectuel.*

Le moment le plus favorable pour créer la pensée, c'est le matin. Alors le corps et l'esprit se sont reposés, le cerveau a puisé de nouvelles forces dans le sommeil, et l'estomac n'a rien à digérer. Les travaux d'esprit ont aussi besoin de silence; tout ce qui pourrait distraire ne peut que les entraver. Lorsque le travail cérébral est souvent répété, les facultés intellectuelles finissent par se perfectionner. On arrive plus vite et d'une manière plus sûre à ce perfectionnement, en se livrant à ce travail d'après certaines règles, d'après certaines méthodes qu'on a fait varier à l'infini, qui composent tout système d'éducation. Jamais le travail intellectuel ne doit être poussé jusqu'à la fatigue. Si cette fatigue est peu considérable, si elle ne se répète pas souvent, si le sujet qui l'éprouve n'est pas disposé aux congestions cérébrales, ses inconvénients faibles et passagers se bornent à quelques malaises et une moindre capacité d'esprit. Toutefois, il est un fait, dont celui qui entre dans la carrière scientifique doit bien se pénétrer, c'est que plus on travaille et plus on a d'aptitude à travailler. Il ne pourra d'abord se livrer que peu de temps à l'étude, mais peu à peu sa capacité pour le travail augmentera, et il finira par pouvoir aisément, et chaque jour, faire un travail double et triple de celui qui, dans l'origine, le fatiguait si promptement. Il faut toujours s'abstenir de se livrer au travail du cabinet pendant la digestion. La plupart des règles relatives aux gens de cabinet ont pour but de prévenir les congestions. C'est dans cette vue qu'on leur recommande de faire de l'exercice, sans cependant le porter jusqu'à la fatigue; de ne pas travailler dans un lieu trop chaud ou trop froid et à l'ardeur du soleil; de modérer le travail pendant les chaleurs de l'été; de choisir de préférence, pour s'y livrer, le matin, c'est-à-dire le moment le plus frais de la journée. On leur donne aussi le conseil de tenir leur cravate lâche, et, en général, d'éviter toute espèce de constrictions causées par leurs vêtements. Les bains chauds ne conviennent pas aux gens de lettres, mais ils peuvent faire usage sans inconvénient, et même avec avantage, des bains frais et tempérés. Il ne faut point laisser pénétrer les odeurs fortes, et plus particulièrement la vapeur du charbon, dans le lieu où ils travaillent. Leur régime alimentaire ne doit se composer que de substances légères et médiocrement nutritives. De petites doses de liqueurs fermentées excitent, en général, sans lui nuire, l'action du cerveau. On sait qu'un peu de vin aiguillonne l'esprit. Rien, au reste, n'est plus nuisible aux facultés intellectuelles et ne les dégrade davantage que l'abus des boissons fermentées. Quant au café, il stimule le cerveau, éloigne le sommeil et ouvre l'esprit; cependant, et malgré l'exemple de Voltaire, nous nous garderons d'en conseiller l'usage à tous les gens de lettres; nous leur recommanderons, au contraire, d'en redouter l'abus.

CHAPITRE V.

DU SOMMEIL ET DE LA VEILLE.

Il n'est pas possible de vivre ni de se bien porter longtemps sans dormir. Le sommeil répare les forces abattues, soit par le travail, soit par la maladie. Il procure aussi une transpiration et une sécrétion des urines plus abondantes, et il contribue beaucoup à la digestion.

La nuit, où tout est sombre et tranquille dans la nature, paraît être le temps le plus propre au sommeil. La vigueur du corps et de l'esprit se répare en effet beaucoup mieux la nuit que pendant le jour. Ainsi le travail et l'étude de la nuit affaiblissent la santé.

Le sommeil tranquille et non interrompu est le meilleur; le sommeil inquiet, agité et interrompu plusieurs fois, non-seulement ne rétablit point les forces, mais empêche encore la transpiration et trouble le travail de la digestion.

L'exercice et l'habitude sont deux choses qui doivent régler la durée du sommeil; celui qui est modéré rend le corps et l'esprit légers. Si l'on dort trop, on devient lourd, pesant, et l'esprit est peu propre au travail.

Autant le sommeil est utile à la santé, autant la veille immodérée y est préjudiciable; elle peut occasionner de grands désordres dans l'économie animale par l'épuisement des esprits et des parties fluides du sang dont elle est cause. Ainsi la modération dans la veille comme dans le sommeil est nécessaire à la santé. Ceux qui s'abandonnent à de trop longues veilles ne tardent pas à maigrir; leur fraîcheur disparaît, leurs digestions se dépravent; ils ressentent des céphalalgies violentes, des douleurs dans tous les membres et le long de la colonne vertébrale; leur peau est brûlante, et, alors même qu'elle ne l'est pas, ils éprouvent intérieurement une chaleur excessive, comme si un liquide incandescent circulait dans leurs veines. Leurs yeux sont rouges, chassieux, irrités, larmoyants; ils ont l'arrière-bouche chaude, sèche et douloureuse. La répétition fréquente des excès de veille finit, lors même qu'elle ne cause pas de maladie, par détériorer la constitution des sujets, et surtout par les rendre d'une susceptibilité, d'une irritabilité extrêmes.

Le sommeil est normal toutes les fois qu'il n'a d'autres effets que de délasser nos organes. Sous ce rapport, son influence est des plus salutaires. Le sommeil excessif a plusieurs espèces d'inconvénients. D'abord il a tous ceux du repos porté à l'excès; il énerve les muscles et engourdit les sens. Les avantages attachés à l'exercice sont perdus pour les grands dormeurs; leurs fonctions se font avec moins d'énergie, leurs digestions sont mauvaises, et ils acquièrent un embonpoint qui peut aller jusqu'à l'obésité la plus incommode. Chez eux les facultés intellectuelles perdent une grande partie de leur puissance; la mémoire s'affaiblit, l'imagination disparaît, l'esprit tombe dans l'abattement et la torpeur, et cela non-seulement parce que les fonctions de l'intelligence ne sont pas assez exercées, mais encore parce que le sommeil trop prolongé et trop souvent répété entretient le cerveau dans un état de congestion habituelle.

I. *Règles relatives au sommeil et à la veille.*

Il y a peu d'inconvénient à résister à un besoin peu pressant de sommeil; dans certains cas même, on doit le faire dans l'intérêt de la santé. Mais le précepte fondamental est de ne jamais s'opiniâtrer à veiller lorsque le besoin de dormir se fait sentir avec force. Une telle résistance a le plus souvent les résultats les plus fâcheux. Ce sont des céphalalgies opiniâtres, des affections cérébrales très-graves; ce sont enfin tous les inconvénients que nous avons signalés en parlant des veilles excessives.

Dans le cas où le corps est fatigué, où les sens sont irrités, où l'on éprouve enfin tous les effets d'une veille trop prolongée, sans pour cela que le sommeil se fasse sentir, on peut le provoquer en mettant le corps dans une position telle qu'il n'ait aucun effort à faire pour s'y maintenir, et en écartant de lui tous les agents, tous les modificateurs susceptibles de faire une impression quelconque, agréable ou désagréable, sur les sens. Les narcotiques et les boissons alcooliques peuvent encore provoquer le sommeil; mais il faut éviter d'employer les alcooliques pour atteindre ce résultat; leur effet est trop incertain, et l'excitation qui les suit trop forte : quant aux narcotiques, et plus particulièrement à l'opium, il est des cas où l'on peut en faire usage à doses modérées pour combattre l'insomnie; mais ce ne doit être que lorsqu'on a épuisé les autres moyens.

Une foule de circonstances, l'âge, le sexe, la constitution, les habitudes, font varier la durée du sommeil. L'enfant à la mamelle doit dormir autant que le besoin s'en fait sentir; huit heures dans la jeunesse sont suffisantes, et cinq à six dans l'âge adulte. Enfin, huit, dix et même douze heures ne sont pas trop dans la vieillesse. Les pléthoriques doivent, malgré leur plus grande disposition au sommeil, ne s'en accorder tout au plus que ce que les individus du même âge en prennent. Il faut enfin que ceux qui doivent à la mollesse de leur constitution, à la faiblesse de leurs muscles, d'avoir plus de tendance au sommeil, ne s'y abandonnent pas sans réserve, autrement ils se priveraient des avantages si grands pour eux de l'exercice.

La *sieste* ou *méridienne* est une nécessité dans les pays très-chauds, à cause de l'impossibilité de travailler au milieu du jour, et de l'extrême fatigue qui résulte de l'excès de la chaleur; la *sieste*, dans les climats tempérés, peut être permise pendant les ardeurs de la canicule, aux individus qui se livrent à des travaux pénibles. Sauf ces cas, on doit s'en abstenir; elle engourdit les sens, laisse de la pesanteur et un sentiment d'amertume dans la bouche, qui se prolonge pendant le reste de la journée.

La position qu'on doit prendre pour se livrer au sommeil doit être telle qu'il ne faille aucun effort musculaire pour s'y maintenir. La station horizontale est la seule dans laquelle on puisse goûter le sommeil. Quand on est forcé par quelques circonstances de prendre la station assise, il faut alors appuyer le dos et la tête sur un corps solide. On s'est beaucoup occupé de la position qu'on doit prendre dans un lit; de la question de savoir si l'on doit dormir sur le côté droit ou sur le côté gauche. Le seul conseil à donner est celui de se placer dans la position où l'on se trouve le mieux, et d'en changer tout autant de fois que le besoin s'en fait sentir.

Les lits trop durs sont peu favorables à la réparation des forces; souvent même ils causent de la fatigue. Ceux qui sont trop mous, étant en même temps trop chauds, sollicitent les désirs vénériens, ce qui doit les faire défendre aux masturbateurs, aux individus sujets aux pollutions nocturnes, et à ceux qui, pour raison de santé ou pour toute autre, ne peuvent se livrer aux plaisirs de l'amour. La paillasse et le sommier de crin étant composés de substances peu susceptibles de s'échauffer, doivent être les pièces, non pas uniques, mais principales, du lit en été. Le matelas et surtout le lit de plume, qui sont beaucoup plus chauds que la paillasse et le sommier, doivent dominer dans la composition du lit en hiver. Il faut cependant éviter de contracter l'habitude de se coucher immédiatement sur un lit de plume, parce que le plan qu'il présente au corps étant, à cause de sa mollesse, sujet à varier à tout instant, celui-ci se trouve fréquemment forcé de changer de place, et ensuite parce que la plume s'échauffe trop vite. Les draps d'un lit doivent être souvent renouvelés. Ceux de toile sont préférables en été; les draps de coton valent mieux en hiver. Les couvertures trop épaisses ont le double inconvénient d'être trop chaudes et de charger le corps d'un poids qui le fatigue. L'édredon, qui est à la fois très-chaud et très-léger, est précieux pour les individus faibles et les convalescents.

Jamais on ne doit conserver de ligatures, soit autour des membres, comme des jarretières, soit surtout autour du col, comme des cravates, pendant le sommeil. On doit toujours éviter de se coucher immédiatement après le repas, surtout quand il a été copieux; on cite beaucoup d'exemples de personnes qui, après le repas, se livrant au coït, ont été frappées d'une apoplexie foudroyante. Jamais on ne doit laisser dans l'appartement à coucher des fleurs ou tout autre corps très-odorant. Les chambres à coucher doivent être suffisamment vastes et aérées, et jamais on ne doit en laisser les fenêtres ouvertes pendant la nuit. La lumière, le bruit, tout ce qui tend à troubler le sommeil, à faire naître des songes plus ou moins désagréables, doit être banni des chambres consacrées à satisfaire ce besoin de la nature.

II. *Influence du sommeil sur la durée de la vie.*

Ce n'est pas seulement pour l'énergie de la vie, c'est encore pour sa durée et sa conservation que le sommeil est d'une haute importance. Il sert à suspendre, à diminuer périodiquement la consommation qu'entraîne l'exercice même de la vie. Il partage notre existence physique et morale en un certain nombre de périodes, ce qui nous procure le bonheur de renaître, pour ainsi dire, tous les matins, et de repasser du néant à une nouvelle existence. Sans cette continuelle alternative, combien la vie perdrait promptement de ses charmes! avec quelle rapidité nos sensations et nos sentiments s'émousseraient! Rien n'accélère autant la consommation que le défaut de sommeil; rien n'est plus propre à faire vieillir avant le temps. Le sommeil a pour effet de ralentir tous les mouvements vitaux, de réparer les pertes qu'on éprouve dans la journée, car c'est surtout pendant sa durée que s'opèrent la restauration et la nutrition, et enfin, d'éliminer les substances inutiles et nuisibles. C'est comme une crise quotidienne, pendant la durée de laquelle les sécrétions se font d'une manière plus tranquille et plus parfaite qu'en tout autre temps. Mais, pour se procurer un sommeil paisible et réparateur, il faut, en quittant ses habits pour se mettre au lit, déposer aussi les soucis et les inquiétudes de la vie. L'habitude en cela fait beaucoup. Je ne connais pas de plus mauvaise habitude que celle de travailler dans son lit et de s'endormir le livre à la main : c'est le moyen de mettre l'âme en activité au moment même où il s'agit de lui procurer du repos ; et il n'est pas surprenant que les idées qui sont le fruit de ces lectures tardives occupent l'esprit toute la nuit, et l'entretiennent dans une contention continuelle. Ce n'est pas assez que les sens dorment, il faut encore que l'esprit soit en repos. Un sommeil pendant lequel la tête travaille ressemble à celui pendant la durée duquel le corps n'est pas tranquille, comme lorsque nous dormons en voyage dans une voiture : l'un et l'autre ne sont ni suffisants ni réparateurs.

Quelques personnes croient qu'il importe peu de dormir la nuit ou le jour, pourvu qu'on y consacre le temps réellement nécessaire. D'après ce préjugé, on se livre le plus longtemps qu'on peut au plaisir ou à l'étude, et l'on croit satisfaire au vœu de la nature en rendant au sommeil, dans la matinée, ce qu'on lui a dérobé pendant la nuit ; mais c'est une grande erreur ; il n'est pas indifférent de dormir pendant le jour ou pendant la nuit : deux heures de sommeil avant minuit valent mieux que quatre dans la journée. Voici quelles sont les raisons sur lesquelles est basée cette opinion :

La période de vingt-quatre heures, durée de la rotation de la terre sur elle-même, qui fait sentir son influence à tout ce qui habite la surface du globe, en exerce une toute particulière sur notre propre organisation. Elle se manifeste dans toutes les maladies; et c'est elle qui, au fond, détermine toutes les périodes de notre existence physique, dont le retour est fixé d'une manière si précise; elle forme pour ainsi dire l'unité de notre chronologie naturelle. Or, plus cette période approche de son terme, qui est celui de la journée, et plus le pouls s'accélère; il en résulte un véritable état fébrile que tous les hommes éprouvent, et qu'on pourrait appeler *la fièvre du soir*. Il est probable que l'afflux du chyle nouvellement formé dans le sang contribue à la production de ce phénomène; mais il n'en est pas l'unique cause, puisqu'on observe la même chose chez les malades condamnés à une abstinence rigoureuse. L'absence du soleil, et la révolution qu'elle occasionne dans l'atmosphère, paraissent donc y prendre une part plus considérable. C'est ce petit mouvement de fièvre qui fait que les hommes doués d'un système nerveux très-irritable se sentent plus disposés au travail le soir que pendant la journée. Il leur faut une excitation artificielle qui les mette en action, et la fièvre du soir produit sur eux le même effet que le vin. Mais il est aisé de voir que cet état n'a rien de naturel. Il occasionne, comme toutes les fièvres simples, de la lassitude, des envies de dormir, et des crises qui ont lieu par les sueurs durant le sommeil. On peut donc assurer que chaque homme éprouve toutes les nuits une transpiration critique plus ou moins sensible, favorable à l'élimination de toutes les matières inutiles ou nuisibles qui se sont introduites ou formées en lui pendant la journée. Cette crise continuelle est nécessaire à sa conservation. L'instant où elle s'opère est celui où la fièvre atteint sa plus grande force, c'est-à-dire quand le soleil se trouve immédiatement au zénith de nos antipodes, à minuit. Que fait donc celui qui, au lieu d'obéir à la nature et de se livrer alors au repos, profite, pour redoubler d'efforts et d'activité, de la fièvre destinée à épurer nos humeurs? Il trouble cette grande crise, et laisse échapper le moment favorable. En supposant même qu'il se couche aux approches de l'aurore, il ne peut plus goûter un sommeil aussi bienfaisant, et sa crise est toujours incomplète; de sorte que son corps ne se purifie jamais parfaitement. La vérité de ces diverses assertions est démontrée sans réplique par les douleurs rhumatismales, les gonflements de jambes et autres incommodités qu'éprouvent ordinairement les personnes habituées à travailler la nuit.

Cette habitude a encore l'inconvénient de fatiguer la vue, parce qu'elle oblige de faire usage de la lumière artificielle, dont peut se passer, du moins en été, celui qui consacre à l'étude les premières heures du jour.

Enfin, elle fait perdre le temps le plus propre au travail, je veux dire le matin. A notre réveil, nous nous sentons véritablement rajeunis; nous sommes plus grands que le soir, nous avons plus de souplesse et de force caractéristiques de la jeunesse. Ainsi l'on peut regarder chaque journée comme l'image en petit de notre vie : le matin est la jeunesse; le midi, l'âge viril; et le soir, la vieillesse. — Quel est celui qui n'aimerait pas mieux profiter de sa jeunesse pour travailler, au lieu d'attendre pour cela l'âge d'épuisement, la vieillesse? C'est le matin que la nature a le plus d'attraits et de fraîcheur; c'est aussi le matin que l'homme a le plus de force, d'énergie et de capacité; les impressions qu'il reçoit de toutes parts dans la journée, les affaires, les désagréments, les contrariétés ne l'ont pas encore troublé ou altéré son humeur; il a encore toute sa vigueur naturelle, il est plus lui-même enfin. Ce moment est celui où il faut au génie moins d'efforts pour créer, où les idées sont les plus claires et les pensées plus sublimes. L'homme ne jouit jamais du sentiment de sa propre existence avec autant de pureté et de plénitude que durant une belle matinée. Celui qui ne profite pas de cet instant perd la jeunesse de la vie.

Tous ceux qui ont atteint un âge avancé aimaient à se lever de bonne heure. Wesley, homme très-original, était si convaincu de la nécessité de s'y habituer, qu'il en fit un article de religion, dont l'observance le conduisit lui-même à l'âge de quatre-vingt-huit ans. Il avait pour maxime que se coucher et se lever de bonne heure procurent à l'homme santé, richesse et sagesse.

Bien des personnes ont objecté qu'elles ne pouvaient pas s'endormir lorsqu'elles se couchaient à l'heure prescrite par la nature, et que, dans ce cas-là, il vaut bien mieux ne se pas coucher que s'ennuyer au lit. Ce n'est là, je le déclare, que le résultat d'une mauvaise habitude, qu'il sera facile de déraciner en se faisant réveiller tous les matins à une certaine heure, le plus tôt possible, et se faisant même, s'il est nécessaire, violence à soi-même pour se lever. Quand on aura suivi ce conseil pendant quelques jours, on s'endormira certainement, le soir, de bonne heure. Ce n'est pas en se couchant tôt, mais en se levant matin, qu'on parvient à perdre l'habitude de prolonger la veille trop avant dans la nuit. Mais dès qu'on a pris pour règle de se lever à telle ou telle heure, il ne faut jamais la laisser passer sans sortir du lit, même quand on s'est couché plus tard qu'à l'ordinaire.

CHAPITRE VI.

DES SÉCRÉTIONS ET DES EXCRÉTIONS.

On entend par excrétion l'évacuation des humeurs superflues et hétérogènes, dont la masse du sang se dépure.

Ces humeurs, qui sont renfermées dans le corps humain, sont séparées du sang par les différents organes, et sont remplacées successivement par l'assimilation des aliments. Ce sont ces évacuations et ce remplacement continuels qui, dans les adultes, entretiennent le corps dans un poids égal, et qui par conséquent conservent la vie et la santé; ainsi il est important de ne point troubler les sécrétions, et d'éviter tout ce qui peut les diminuer, les supprimer ou les augmenter.

Toutes nos humeurs ont aussi chacune en particulier un usage. Il y en a plusieurs qui méritent une attention toute particulière : telles sont les *urines*, la *sueur*, la *transpiration*, les *règles*, la *liqueur spermatique*, les *hémorroïdes* habituelles, et les excréments proprement dits.

La rétention, la suppression ou l'évacuation trop abondante de ces sécrétions sont également nuisibles à la santé. Il faut donc tâcher d'aider à la nature par de sages précautions, et s'appliquer à ne pas la troubler.

Pour procurer une filtration aisée des urines, il faut faire usage d'une boisson très-légère et très-coulante, capable de se charger des parties salines et terrestres du sang. Lorsqu'elles sont passées dans la vessie et que la nature nous avertit de les rendre, il est dangereux de les retenir; et le matin, il est bon de n'uriner qu'après avoir fait quelques pas dans sa chambre.

La sueur et la transpiration sont les plus abondantes de toutes les sécrétions; il est très-aisé de les déranger : il faut chercher à les entretenir, et éviter tout ce qui peut les supprimer.

Pour cet effet, il faut ouvrir les pores cutanés, et procurer la sortie de l'humeur de la transpiration grossière et croupissante par les frictions sèches, faites avec un linge ou une brosse, et décrasser de temps en temps la peau par des bains tièdes, par des pédiluves et par des lotions fréquentes des mains, de la tête et de toutes les parties qui transpirent beaucoup.

On sait que le froid bouche les pores et diminue ou supprime la transpiration et les sueurs. Il y a plusieurs moyens d'éviter ces désordres : les principaux sont de prendre de bonne heure les habits d'hiver, de les quitter très-tard, et de ne point passer subitement d'un air chaud à un air froid, lorsqu'on est en sueur ou en transpiration, ou lorsque l'on a parlé quelque temps.

Les gens sanguins sont sujets assez souvent à un

flux hémorroïdal et périodique et à d'autres évacuations de même ou de différente espèce qu'il ne faut pas suppléer par la saignée, lorsque le flux ou les autres évacuations viennent à cesser.

La difficulté de rendre les excréments stercoraux altère la santé. On doit donc en chercher la cause pour la détruire par le régime, et aider la nature à les rendre une ou deux fois le jour par le moyen des lavements, dont il ne faut cependant pas faire un usage habituel.

Je vais m'occuper ici spécialement de deux excrétions qui sont les plus importantes : ce sont, d'une part, l'excrétion du fluide menstruel, d'autre part, l'excrétion du fluide spermatique.

1° DE LA MENSTRUATION.

Je vais examiner la menstruation, 1° à l'âge de la puberté; 2° à l'âge adulte; 3° à l'âge critique.

I. *De la menstruation à l'âge de la puberté.*

On doit conseiller aux jeunes filles, lorsqu'elles deviennent nubiles, d'éviter avec grand soin tout refroidissement subit; et, comme elles pourraient être frappées d'une terreur soudaine à la vue d'un écoulement qui leur était absolument inconnu, les mères prudentes ne doivent pas craindre de les avertir à l'avance de la révolution qui va s'opérer chez elles.

Le but qu'on doit se proposer, relativement à

la première menstruation des jeunes filles, consiste à faire en sorte que cette excrétion ne soit pas trop hâtive et qu'elle se fasse facilement et sans danger. La conduite qu'on doit tenir varie selon les symptômes. Si ces symptômes appartiennent à la pléthore, on cherchera à les dissiper par un exercice modéré, des boissons rafraîchissantes, un régime végétal et peu nourrissant; on pratiquera même une saignée, ou l'on fera poser des sangsues à la vulve, si la pléthore est trop intense; mais si les signes de l'irritation prédominent, on fera prendre des bains, et surtout des demi-bains; on ordonnera des lavements émollients, on dirigera des fumigations chaudes vers les parties sexuelles, et de larges cataplasmes seront appliqués sur le ventre. Il faut défendre alors les exercices trop violents; il peut même convenir, si l'irritation de la matrice est très-forte, de tenir la jeune fille dans le repos. Il faut, enfin, ne permettre que des aliments doux, et éloigner toutes les influences capables de produire de trop vives sensations.

II. *De la menstruation à l'âge adulte.*

Nous entendons ici par *âge adulte*, l'âge qui sépare la puberté de l'âge critique. Dans cet âge, on doit tendre à ce que la menstruation ne soit ni insuffisante ni excessive; qu'elle revienne périodiquement chaque mois, qu'elle ne cause pas de trop vives douleurs, et enfin que rien n'en trouble le cours. Pour cela, il faut aux femmes: 1° suivre le régime qui leur convient entre leurs époques menstruelles; 2° suivre le régime qui leur convient pendant leurs époques menstruelles.

1° *Du régime entre les époques menstruelles.*

Tout ce qui tend à exalter la sensibilité générale, ou plus spécialement celle de la matrice, ne peut avoir qu'une influence défavorable sur la menstruation. Le goût de la coquetterie, les vêtements trop chauds, les lits trop mous, l'usage trop fréquemment répété des bains tièdes et chauds ont une influence funeste. Quant aux bains frais, et surtout à ceux d'eau courante, leur emploi dans les intervalles des règles a souvent des effets avantageux chez les femmes qui ne perdent qu'une quantité de sang insuffisante, ou chez qui l'écoulement se fait avec une abondance excessive. Celles qui se nourrissent habituellement des mets les plus excitants et les plus succulents, qui font usage des vins généreux et des liqueurs fortes, perdent ordinairement beaucoup de sang. Les femmes oisives, celles qui passent une partie de leur vie dans une bergère, au lit, ou dans une voiture bien suspendue, que leur profession force à rester continuellement assises, se trouvent dans le même cas. La bonne chère et le manque d'exercice réunis, c'est-à-dire un concours de causes qui tendent au plus haut degré à donner beaucoup d'embonpoint, ont pour effet de diminuer le flux menstruel.

Les femmes passionnées pour la lecture des romans

ou des livres obscènes, qui fréquentent les bals et les spectacles, qui se livrent avec ardeur à l'étude des arts d'imitation, qui s'abandonnent à la masturbation, qui font des excès de coït, etc., ont ordinairement une menstruation très-abondante et très-orageuse. Les filles publiques passent pour avoir un flux menstruel excessif. Les grossesses répétées produisent un effet tout contraire. Il est rare, en effet, qu'une femme, mère de plusieurs enfants, soit réglée avec autant d'abondance qu'avant sa première grossesse.

2° *Du régime qui convient aux femmes pendant leurs époques menstruelles.*

Une femme qui a ses règles s'expose, en séjournant dans un appartement dont l'air est très-chaud, à être prise d'une perte abondante, ou même à une suppression subite de l'écoulement : mais ce qu'elle doit surtout redouter, ce sont les refroidissements.

Un linge de propreté, surtout lorsqu'il est de toile, lorsqu'il n'est pas trop appliqué sur la vulve, et quand on le renouvelle souvent, nous paraît un moyen efficace et innocent de prévenir de nombreux inconvénients. Les femmes qui ont leurs règles doivent, par des lotions répétées, entretenir dans la plus grande propreté les parties sexuelles.

Autant il est nécessaire aux femmes qui ont des règles très-abondantes, par suite de leur inactivité ou de leur susceptibilité extrême, de faire beaucoup d'exercice entre les époques menstruelles, autant il importe qu'elles en fassent peu pendant leur durée. Le mouvement alors accroît à la fois, et les douleurs qui accompagnent l'écoulement du sang et son abondance. On voit très-souvent cet écoulement prendre le caractère d'une perte, après une longue course à pied, un voyage dans une voiture cahotante, le saut d'un fossé, une chute sur le siége, etc. Cependant un exercice modéré, quelquefois même un peu de fatigue, peuvent avoir des avantages pour les femmes qui ne perdent qu'une quantité de sang insuffisante, et chez lesquelles l'écoulement de ce liquide ne se fait qu'avec peine. On recommandera aux femmes qui ont leurs règles de se tenir à l'abri de tout ce qui pourrait provoquer en elles de tels mouvements, et aux personnes qui les entourent, de se faire une étude d'éloigner d'elles toutes les causes capables de les émouvoir fortement.

Si le coït, pendant l'écoulement menstruel, peut avoir des inconvénients pour les hommes, il en a souvent de plus grands pour les femmes. L'ébranlement nerveux qui accompagne les plaisirs vénériens, l'irritation locale qui en est la conséquence, peuvent provoquer les règles à couler avec plus d'abondance, ou en arrêter le cours, et déterminer dans la matrice, qui déjà est excitée par le seul fait de la menstruation, une surexcitation morbide plus ou moins fâcheuse.

III. *De l'âge critique.*

C'est l'âge où la menstruation est à l'époque de sa cessation définitive. Les maladies qu'on observe chez les femmes à l'âge critique sont nombreuses, et le plus souvent chroniques. Les céphalalgies, les vertiges, la pesanteur du corps, et tous les autres phénomènes de la pléthore, sont les moins graves des symptômes qu'on remarque en elles. Beaucoup de femmes sont tourmentées aussi de douleurs vagues, de gonflements douloureux des articulations, de maux de gorge, ou présentent diverses affections cutanées, comme dartres, furoncles, érysipèles, ulcères, etc. Chez un grand nombre d'autres, on voit se manifester les premiers symptômes des engorgements du foie et de la rate, des endurcissements squirrheux de l'estomac et de son orifice pylorique. C'est ordinairement aussi à cette époque que se développent le cancer des mamelles, et surtout les maladies de la matrice, qu'on peut considérer comme les plus fréquentes de toutes celles qui surviennent à cette époque.

Les femmes qui ont le plus à craindre l'âge du retour sont celles qui ont vécu dans la mollesse, dont la sensibilité en général, et plus spécialement celle de la matrice, a été excitée et exaltée de mille manières; ce sont les femmes qui se sont livrées au libertinage, ou celles encore qui, trompant le vœu de la nature, ont vécu dans une continence qu'elle réprouve; ce sont les femmes qui n'ont jamais été mères, ou dont les menstrues ont subi différents dérangements. Il est constant que les femmes de la campagne sont beaucoup moins exposées aux dangers de l'âge critique que les citadines.

Les femmes qui sont sur le point de perdre doivent éviter les grandes assemblées, les chambres trop chaudes, et où l'air n'est pas suffisamment renouvelé, les veilles prolongées, et surtout les soirées consacrées à la danse ou au jeu. Elles doivent se couvrir modérément, mais suffisamment, et se garder des vêtements trop serrés. Le simple froissement d'un sein peut, à cette époque, être suivi d'une affection cancereuse de cet organe. Il n'est pas d'habitude plus préjudiciable aux femmes qui sont arrivées à l'âge critique, que celle de s'exposer, la poitrine et les bras découverts, à l'action d'un air froid et humide. Il leur convient aussi d'éviter les lits trop chauds et trop mous, qui ont l'inconvénient d'éveiller les sens et d'inviter à des plaisirs dont les femmes doivent être très-sobres à l'époque dont il est ici question.

Le régime alimentaire doit être doux et rafraîchissant, l'abstinence des aliments qui passent pour exciter aux plaisirs vénériens est surtout de rigueur. Les femmes qui font un usage habituel des aliments et des boissons les plus excitantes, de mets épicés, de vins généreux, de liqueurs alcooliques, et surtout du café à l'eau, etc., doivent s'attendre à des orages quand vient l'époque du retour. Plusieurs médecins ont avancé que les leucorrhées et les maladies de la matrice sont devenues beaucoup plus nombreuses depuis que l'usage du café a pris une si grande extension chez les femmes des villes.

On ne saurait trop recommander l'exercice aux femmes qui atteignent leur âge critique; mais cet exercice doit surtout avoir lieu dans les intervalles des époques menstruelles, ou de celles qui leur correspondent après la cessation définitive des règles. Jamais cependant il ne doit être porté jusqu'à la fatigue, ni accompagné de secousses ou mouvements violents, comme le sont ceux que font éprouver la course, la valse, le saut, ou le transport dans les voitures mal suspendues.

Le repos de l'âme est aussi nécessaire aux femmes qui perdent, que l'exercice modéré du corps. Il n'est pas d'époque dans leur vie où les passions lentes et tristes, comme le chagrin, l'ennui, etc., puissent avoir des conséquences plus funestes. Elles doivent s'abstenir, sinon des plaisirs, au moins des excès vénériens.

On leur a encore conseillé la saignée, des cautères, des vésicatoires, des purgatifs, etc. Ces moyens ne peuvent être utiles que pour combattre les maladies qui surviennent.

2° DE L'EXCRÉTION SPERMATIQUE.

Dans ce chapitre nous examinerons : I. les suites fâcheuses des excès vénériens; II. quels sont les mauvais effets de l'onanisme, les maladies qui en résultent et les moyens préservatifs; III. Nous traiterons de l'abstinence des plaisirs vénériens, hors de l'état de mariage; et IV. enfin de l'influence du mariage dans le bonheur de l'homme.

I. *De l'abus des plaisirs vénériens.*

De toutes les causes capables d'abréger la vie, il n'en est aucune qui exerce une influence plus pernicieuse et plus nuisible à la santé que l'abus des plaisirs vénériens. Il diminue la force vitale, la solidité et l'élasticité des fibres des organes; il accélère la consommation intérieure, et il retarde la restauration.

Parmi les résultats fâcheux qu'entraîne l'abus des plaisirs de l'amour, il faut placer au premier rang l'affaiblissement de la pensée. Il paraît que les organes générateurs et le cerveau sont étroitement liés entre eux. Plus on exerce la pensée, et moins on est apte à la reproduction de l'espèce; plus au contraire on exerce les organes générateurs, et plus aussi l'âme perd de son énergie, de sa pénétration, de sa mémoire et de son jugement. Rien au monde ne porte une atteinte plus profonde et ne détruit d'une manière aussi irréparable les plus beaux dons de l'esprit que ces excès.

On peut classer en trois catégories l'abus de l'acte vénérien : 1° lorsque les individus de l'un et de l'autre sexe s'y livrent prématurément; 2° lorsqu'ils s'y livrent dans un âge trop avancé; 3° lorsque, dans l'âge adulte, il est trop souvent répété.

1° *Copulation prématurée.* Il est de la plus haute

importance d'établir une distinction entre la puberté et la nubilité. La puberté a lieu aussitôt que le rapport des deux sexes est possible; mais il n'y a nubilité que lorsque ces rapports peuvent s'établir sans dommage pour la santé. Il peut y avoir, et il y a en effet, désir du coït et possibilité de l'accomplir avant que le corps ait acquis tout son développement: mais si l'on n'écoute que ce désir, si on lui obéit aveuglément, il en résulte des maux sans nombre, tant pour les individus qui se livrent à ces actes prématurés, que pour les enfants qui en sont le fruit.

Chez les jeunes garçons, les jouissances prématurées s'opposent au développement du corps, ils restent grêles, débiles, et sont sujets à une multitude de maladies; la phthisie pulmonaire en est surtout une suite fréquente. Elles ne détériorent pas moins la constitution des jeunes filles; leur santé s'altère, leur fraîcheur disparaît, des écoulements leucorrhoïques d'une durée interminable les épuisent. Il est essentiellement fâcheux pour elles que la conception suive le coït; rarement elles accouchent à terme; leurs grossesses sont pénibles; leurs accouchements sont laborieux, et le plus souvent elles sont incapables de remplir, par l'alaitement, le complément des devoirs de la maternité.

Les conséquences des mariages précoces ne sont pas moins déplorables pour les enfants que pour les parents: partout où l'on admet de tels mariages, on remarque des hommes petits et chétifs. L'époque à laquelle on peut contracter mariage, sans que la santé souffre, ne peut pas être fixée d'une manière absolue : cependant dans les climats tempérés on pourrait, sans danger, permettre à l'homme de se marier à vingt ans, et à la femme à dix-huit.

2° *Copulation dans un âge trop avancé.* L'union des sexes, quand elle se fait dans un âge très-avancé, a des inconvénients graves et nombreux : nous voyons que les vieillards qui se livrent au coït abrégent leurs jours, et achèvent d'énerver une machine usée par le temps. Les mariages tardifs manquent leur but par l'infécondité des époux ; ou bien, si la femme est encore en âge de procréer, elle a des accouchements plus laborieux et des suites de couches plus graves que si elle eût cédé moins tard au vœu de la nature ; enfin elle donne le jour à des enfants débiles, et qui portent en quelque sorte, en naissant, l'empreinte de la vieillesse.

On peut connaître l'époque à laquelle une femme a cessé d'être féconde par la cessation des menstrues. Cette époque arrive ordinairement, dans nos climats, de quarante à quarante-six ans. Chez l'homme, la faculté procréatrice s'affaiblit beaucoup de cinquante à cinquante-six ans, et se perd, en général, après soixante ans. Cependant cette époque est tellement indéterminée, qu'on ne pourrait jamais affimer qu'un homme, quel que soit son âge, a perdu complétement le pouvoir de se reproduire.

3° *Abus de la copulation.* Il y a abus de la copulation toutes les fois qu'elle peut porter une atteinte quelconque à la santé des parents, et quand elle a pour résultat la production d'enfants débiles et malsains.

Causes qui peuvent rendre la copulation nuisible.

Le coït nuit à ceux qui le pratiquent, lorsqu'il est trop souvent répété, lorsqu'il est intempestif, lorsqu'il favorise la communication de certaines maladies, et enfin lorsqu'il a pour résultat la fécondation d'une femme chez qui l'accouchement peut être pénible et dangereux.

Les effets des excès vénériens sont : 1° l'énervation ; 2° l'amaigrissement, qui suit une marche incessamment progressive, malgré un appétit des plus vifs : la fraîcheur du teint disparaît, les yeux se cavent et la peau devient sèche, âpre et terreuse. 3° Quand l'abus des plaisirs vénériens s'est prolongé, une liqueur spermatiforme et sans consistance s'écoule continuellement de l'urètre pendant le sommeil : c'est ce qu'on appelle ordinairement pollutions nocturnes, dont la répétition contribue à l'épuisement du sujet. 4° L'impuissance, qui arrive un peu plus tôt ou un peu plus tard, comme la conséquence obligée des excès vénériens. 5° Enfin, une foule de maladies, en tête desquelles il faut placer la carie vertébrale, la phthisie pulmonaire et les anévrismes du cœur.

Beaucoup de femmes s'abandonnent sans inconvénient à leur mari pendant l'écoulement menstruel. Le coït cependant trouble quelquefois cette évacuation, et on l'a vu donner à celui qui la pratiquait un écoulement blennorrhagique, des chancres, ou une éruption à la verge. On voit par là que l'hygiène et la propreté sont d'accord pour le proscrire dans un tel moment. — Beaucoup de femmes goûtent les jouissances vénériennes pendant la grossesse comme à toute autre époque, sans être incommodées; chez d'autres, elles ont provoqué l'avortement.

Chacun sait que la communication de la syphilis a lieu le plus souvent par le coït. La lèpre, qui règne encore en Égypte et dans quelques endroits de la Provence et du Piémont, rompait autrefois les contrats de mariage, et les époux se quittaient. Il n'est pas rare de voir que, quand un des conjoints devient phthisique, la santé de l'autre s'altère, si les rapprochements conjugaux n'éprouvent point d'interruption; et quoique l'épilepsie ne soit pas contagieuse, on a prétendu que si l'un des époux en était atteint, l'autre pourrait la contracter par une sorte d'imitation.

L'accouchement étant très-laborieux, souvent même impossible chez les femmes dont le bassin est déformé, on a conseillé de s'assurer avant le mariage, par un examen attentif, des proportions de ce canal osseux. Aucune loi ne pourrait, dans l'état actuel de nos mœurs, rendre un tel usage général; mais il est du devoir des parents, lorsqu'ils sont sur le point de marier une jeune fille, et qu'ils ont des craintes sur la conformation de son bassin, de prendre conseil des gens de l'art, avant de lui laisser contracter une union qui pourrait lui être fatale.

Causes qui peuvent rendre la copulation nuisible aux enfants qui en sont le fruit.

La copulation est nuisible aux enfants qui en résultent, lorsqu'elle a lieu entre des individus qui ne présentent pas les conditions nécessaires pour faire des enfants bien constitués, et lorsque ces individus sont atteints de maladies susceptibles d'être transmises. Les sujets très-jeunes, ceux qui sont déjà dans un âge très-avancé, procréent en général des enfants qui portent l'empreinte de la débilité. Les individus faibles, cacochymes, malades, se trouvent dans le même cas.

On s'est demandé si la syphilis pouvait passer d'un père à son enfant sans que la mère en fût atteinte. Les raisons données de part et d'autre sont loin d'être concluantes. Il est bien constaté qu'une mère syphilitique donne ordinairement le jour à des enfants entachés de ce vice vénérien. Chacun sait que les personnes nées de parents atteints de scrofules ou de rachitisme, sujets à la goutte, à la gravelle, sont plus que d'autres disposées à ces maladies. La disposition à la phthisie est une de celles aussi dont on hérite le plus. L'hérédité de l'épilepsie paraît un fait bien constaté.

II. *De l'onanisme.*

La plupart de ce que nous avons dit s'applique aussi à l'onanisme ; car ce que ce vice a de contraire à la nature augmente beaucoup les efforts qu'il exige et l'affaiblissement qui en est la suite. La nature ne punit aucune action d'un châtiment aussi terrible que celles qui l'offensent directement. S'il y a des péchés mortels, ce sont sans doute les péchés contre nature. Je crois à propos de faire voir ici comment l'onanisme, dans les deux sexes, fait infiniment plus de mal que l'intimité entre l'homme et la femme. Je vais tracer ici, 1° les signes auxquels on peut connaître les personnes qui se livrent à cette mauvaise habitude ; 2° les maladies qui en résultent ; 3° les moyens qu'on a conseillés contre lui.

1° *Signes caractéristiques des personnes qui se livrent à l'onanisme.* Il est terrible, le cachet que la nature imprime à celui qui l'outrage de la sorte. C'est une âme flétrie, un arbre desséché dans sa vigueur, un cadavre ambulant. Rarement les jeunes gens qui se masturbent en laissent échapper l'aveu ; ils recherchent la solitude, et, à peine couchés, ils s'enveloppent dans leur couverture, restent immobiles, feignent d'être endormis. On peut quelquefois, en les découvrant brusquement, les prendre sur le fait, ou au moins trouver leurs mains près des parties dont ils abusent. Chez eux, la puberté est précoce, la voix prend un ton grave, le menton et les parties sexuelles se couvrent de poils, les seins des jeunes filles se développent et tout cela avant l'âge où de coutume ces phénomènes apparaissent.

L'onanisme n'appartient exclusivement à aucun âge : on l'a observé chez des enfants presque à la mamelle et chez des vieillards. On peut dire cependant que c'est entre dix et vingt ans qu'il est le plus fréquent. Avant dix ans, le sens génital sommeille encore; après vingt ans, l'union des sexes s'en empare. Ce n'est, le plus souvent que chez les petites filles qu'on observe l'onanisme dans le premier âge. La forme de leurs parties génitales en fournit aisément la raison. Une démangeaison produite, soit par la malpropreté, soit par de petits vers sortis de l'anus, en est ordinairement la cause. Bientôt cette habitude porte ses fruits; la petite fille maigrit, sa fraîcheur disparaît, ses digestions s'altèrent, et des flueurs blanches d'une abondance quelquefois excessive ne tardent pas à se manifester. Les enfants de l'autre sexe trouvent souvent aussi ce vice sans le chercher. Chez la plupart, il vient de paresse, et résulte des pressions qu'ils exercent sur le pénis pour résister au besoin d'uriner. Il est enfin des enfants chez lesquels la présence d'une pierre dans la vessie, des vers dans les intestins, etc., font naître à l'extrémité du gland des démangeaisons qui sollicitent des frottements qu'on a vu dégénérer en mauvaise habitude.

Mais si, chez les jeunes enfants, la masturbation vient fréquemment d'une sorte d'instinct, les exemples et les conseils pernicieux les entourent souvent plus tard pour leur en inspirer le funeste goût. Réunis, couchés ensemble, les jeunes enfants s'instruisent mutuellement à ce vice, ou bien ce sont des domestiques libertins qui le leur enseignent.

2° *Maladies qui résultent de l'onanisme.* Rien de plus varié et de plus effrayant que le tableau des maladies causées par les excès de l'onanisme. Ce vice honteux étouffe tout principe de vie, tarit la source de toute énergie, et ne laisse à sa suite que faiblesse, inertie, pâleur mortelle, dépérissement du corps et abattement de l'âme. Les masturbateurs ont ordinairement un visage qui les décèle. La figure est pâle et maigre, les yeux sont caves et cernés; l'œil perd son éclat, la physionomie est triste et honteuse; l'air de la jeunesse disparaît; il n'y a plus d'énergie musculaire; le moindre mouvement cause de la fatigue; les jambes ne peuvent plus supporter le corps; les mains deviennent tremblantes; des douleurs se font sentir dans tous les membres; les organes des sens s'émoussent, et le caractère devient sombre et mélancolique. Les malheureux qui sont adonnés à l'onanisme parlent peu, ils semblent ne le faire qu'à regret. Des enfants qui avaient de l'esprit deviennent des hommes ordinaires ou même des imbéciles. L'âme perd le goût de toutes les pensées honnêtes et grandes, et l'imagination est entièrement corrompue. Leur vie tout entière n'est qu'une suite de reproches qu'ils se font à eux-mêmes; toujours irrésolus, ils éprouvent un dégoût continuel de la vie, qui les conduit souvent au suicide, crime auquel personne n'est plus enclin que les hommes livrés à cette mauvaise habitude. Les maladies qui en résultent sont très-nombreuses : d'abord, c'est un sommeil agité et pénible, pendant lequel la peau est brûlante et couverte de sueur, ou bien ce sont des digestions laborieuses, des maux d'estomac, des coliques, le dévoiement. On voit des individus qui ont une faim insatiable, et qui digèrent avec facilité une masse énorme d'aliments sans que leur maigreur en soit réparée ; la folie, l'épilepsie ou l'idiotisme ont été le partage de certains autres ; les facultés intellectuelles s'affaiblissent peu à peu. Tel qui était actif, audacieux, devient lent, taciturne, effrayé de son ombre ; celui-ci devient rachitique ; chez celui-là des douleurs dorsales annoncent qu'une maladie de Pott va survenir ; d'autres sont pris de coxalgie, d'autres de phthisie, qui ont été enlevés enfin d'une mort prématurée.

3° *Moyens contre l'onanisme.* Prévenir ou déraciner l'habitude de l'onanisme et remédier à ses effets, telles sont les indications que je vais essayer de tracer ici.

On doit, par des exercices répétés, donner aux jeunes gens un besoin pressant du repos, et en les obligeant à se coucher tard et à se lever de grand matin, on fera que le temps de ce repos ne puisse être consacré qu'au sommeil. Les lits doivent être durs et les couvertures légères : la chaleur et la mollesse du lit excitent les désirs et disposent à la volupté. L'instant de se mettre au lit sera éloigné du repas : le travail de la digestion éveille le sens génital. On proscrira les liqueurs, le vin, le café, les aliments succulents et de haut goût; on ne donnera que de l'eau pour boisson, du lait et des légumes farineux pour aliments. On calmera les sens par des bains tempérés, et même froids, si rien ne s'y oppose. Par la propreté on éloignera des parties génitales toute espèce de démangeaison; et si cette dernière reconnaissait pour cause un état de maladie, un calcul vésical, des vers, un écoulement leucorrhoïque, etc., on se hâterait de réclamer les secours de l'art de guérir. On doit empêcher les enfants de retenir leurs urines. On peut, chez les jeunes enfants, employer quelquefois les liens pour les contenir; mais ils ne peuvent réussir que chez les jeunes enfants dociles et timides. Il est un âge où la violence révolte, et travaille elle-même à entretenir le penchant contre lequel elle est dirigée. On trouve chez plusieurs bandagistes des appareils destinés à préserver les parties génitales des attouchements secrets : on pourrait en essayer l'usage; mais il est des enfants qui bravent tout. M. Dubois s'est vu forcé, dans un des cas de cette nature, de retrancher chez une jeune fille l'organe du plaisir, dont elle s'était fait un instrument de destruction.

C'est principalement à la volonté des enfants qu'il faut s'adresser quand on veut les corriger de l'onanisme. Dès que la raison peut être écoutée, il faut leur en faire entendre le langage. On leur fera un tableau énergique des maux qu'ils se préparent; on les mettra en présence, s'il le faut, des malheureux qui déjà les subissent. Plus d'une fois la terreur a réussi, et les jeunes gens ont renoncé pour toujours à l'onanisme.

On essayera encore, par des voyages, des occupations utiles, et même un peu d'ambition, de distraire les masturbateurs de leurs plaisirs secrets, et de fournir un aliment exclusif à leur imagination. Enfin, il est des cas où l'on peut chercher dans le mariage un moyen de diriger utilement ce qu'on ne peut empêcher. Dans le chapitre de l'*éducation des enfants*, j'exposerai particulièrement des règles pour empêcher et prévenir le développement de ce penchant dans la seconde enfance, et les moyens qu'on doit employer pour en préserver la jeunesse.

III. *De l'abstinence des plaisirs vénériens pendant la jeunesse.*

Le mot *abstinence* ne signifie pas seulement ici absence des plaisirs vénériens, mais encore résistance aux sensations qui sollicitent les individus de l'un et l'autre sexe à s'y livrer. Il ne peut y avoir abstinence des actes vénériens, c'est-à-dire *continence,* chez l'enfant et chez le vieillard, parce que, chez le premier le sens génital n'est pas encore né, et que chez l'autre il est éteint.

Lorsque les désirs vénériens ne sont pas trop impétueux, la continence a son utilité : le corps est plus dispos, on se sent plus alerte, on éprouve un bien-être général, et le plaisir, lorsqu'on met un terme à cette continence, a beaucoup plus de vivacité. Mais, autant la continence est utile lorsqu'on n'est sollicité que par des besoins modérés, autant elle est redoutable lorsqu'ils sont devenus extrêmes, soit en vertu de quelque disposition naturelle, soit parce que les sens ont été excités par une foule d'influences, soit enfin parce qu'ils se sont révoltés contre une résistance trop opiniâtre. On a vu survenir, dans ce cas de continence forcée, les maladies les plus fâcheuses, le satyriasis, le priapisme, l'érotomanie, la nymphomanie, l'hystérie, l'hydropisie, etc. D'après ces faits, on doit voir que le mariage est un acte indiqué par la nature, aux ordres de laquelle il faut obéir quand l'époque est arrivée. C'est sur ces diverses considérations que se fonde l'une des règles de conduite qu'il importe le plus d'observer : « *Qui-* « *conque veut conserver sa santé et vivre longtemps,* « *doit s'abstenir de tout commerce avec les femmes* « *jusqu'au mariage.* »

Mais, dira-t-on, comment se peut-il qu'avec une forte constitution, une santé robuste et notre manière actuelle de vivre et de penser, un homme observe rigoureusement les lois de la continence jusqu'à vingt-quatre ou vingt-cinq ans, si surtout des circonstances particulières ne lui permettent pas encore de contracter de mariage? Je sais par expérience que cela est possible, et je pourrais citer ici plusieurs hommes respectables qui apportèrent à leurs jeunes épouses un cœur neuf pour l'amour. Mais il faut pour cela beaucoup de caractère et de résolution; il faut savoir donner à sa manière de vivre et à sa façon de penser une direction différente de celle du commun des hommes. Je vais faire connaître ici quelques-uns des moyens qui sont les plus convenables pour y réussir, et dont je garantis l'efficacité.

1° Vivre avec tempérance, et éviter de manger avec excès des substances trop nourrissantes, qui font beaucoup de sang, ou stimulent l'estomac avec force, comme la viande, les œufs, le chocolat, le vin, les épices, etc.

2° Prendre tous les jours de l'exercice jusqu'à ce qu'on éprouve de la fatigue, afin que les forces et les humeurs, étant bien élaborées, les excitations aient moins de tendance à se jeter sur les parties naturelles. Le jeûne et le travail sont le meilleur talisman contre les tentations du démon de la chair; c'est une vérité qui avait été prononcée de temps immémorial par le père de la médecine, Hippocrate : « *La sobriété et l'amour du travail sont* « *les deux choses qui conservent la santé.* »

3° S'occuper l'esprit d'objets sérieux et abstraits, qui écartent toute idée de sensualité.

4° Éviter tout ce qui enflamme l'imagination et met les sens en éveil, comme les entretiens licencieux, les lectures érotiques, les images voluptueuses, la fréquentation des femmes d'un facile accès, certains genres de danse, etc. Il n'y a que trop de livres malheureusement propres à exalter l'imagination, et dont les auteurs semblent n'avoir visé qu'à l'effet, sans penser au tort irréparable qu'ils faisaient à l'innocence et à la morale.

5° Représenter sans cesse vivement à l'esprit les dangers et les suites du libertinage.

Considérons d'abord le libertinage sous le point de vue moral. Quel est l'homme délicat qui voudra tromper l'innocence ou violer la foi conjugale? Sa conscience ne lui reprocherait-elle pas, jusqu'à la fin de ses jours, d'avoir flétri la fleur avant qu'elle fût éclose, rendu malheureux pour toujours un être innocent, dont les désordres et la honte qui en est la suite retombent sur le premier séducteur, ou détruit et empoisonné le bonheur d'une famille entière; crime plus affreux aux yeux du moraliste que le vol et l'assassinat? Qu'est-ce, en effet, que la propriété, quand on la compare à la possession du cœur que donne le mariage? Qu'est-ce qu'un vol ordinaire, en comparaison de celui qui nous ravit la vertu et le bonheur domestique? Il ne reste donc plus qu'à rechercher le commerce des courtisanes. Enfin, rien n'est plus propre que le libertinage à étouffer le germe des sentiments généreux, à éteindre l'esprit, à émousser le caractère, en un mot, à détendre tous les ressorts de l'organisme. Les inconvénients physiques d'un commerce illégitime ne sont pas moins graves. On n'est jamais à l'abri des maux vénériens; car rien ne peut nous rassurer à cet égard, ni rang, ni jeunesse, ni santé apparente. On a traité ce point avec beaucoup trop de légèreté depuis que le mal, s'étant répandu partout, on l'envisage avec presque autant d'indifférence qu'un rhume du cerveau. Mais si on le considère sous son véritable point de vue, on verra que c'est un des plus grands fléaux qui pèsent sur l'humanité. D'abord, il mine peu à peu la constitution, et la détériore souvent à un tel degré, que s'il ne conduit pas au tombeau, il fait perdre la voûte du palais et le nez; de sorte que l'homme qui a été si cruellement maltraité est désormais obligé de promener et d'étaler sa honte en tous lieux. D'un autre côté, il n'y a pas de signes certains auxquels on puisse reconnaître si le virus vénérien a été totalement détruit ou non dans le corps après l'administration des médicaments; il peut se tenir caché et se modifier pendant un laps de temps assez long pour faire croire qu'on est guéri, sans l'être effectivement. Or, il résulte de là qu'il n'y a rien de plus facile que de conserver dans le corps un reste de poison, qui, affectant différentes formes, tourmente jusqu'au dernier moment et accable d'infirmités, ou, ce qui est presque aussi fâcheux, qu'on s'imagine toujours en être encore attaqué, et que cette cruelle incertitude devient une source de tourments pour le reste de la vie. Il ne faut qu'une teinte d'hypocondrie pour faire de cette idée un démon qui chasse à jamais de notre âme le repos, le bonheur et les bons sentiments. Le traitement même de cette maladie a quelque chose d'effrayant. Le seul antidote que l'on connaisse contre elle, c'est le mercure; ce qui veut dire qu'il faut le combattre par un poison d'une autre espèce, et que le traitement nécessaire pour se guérir, quand elle est parvenue à un certain degré, n'est autre chose qu'un empoisonnement par le mercure, auquel on a recours afin de faire cesser les effets de l'empoisonnement vénérien. Aussi n'éprouve-t-on que trop souvent les cruels effets du mal mercuriel, après avoir été guéri du mal vénérien; on perd les cheveux et les dents, on demeure faible et languissant, on devient poitrinaire, etc.; enfin, et ce n'est certainement pas la considération la moins puissante aux yeux de tout homme réfléchi, celui qui contracte le mal vénérien, non-seulement le reçoit, mais encore le reproduit dans son propre corps, de manière qu'il devient lui-même une source empoisonnée pour les autres et pour le genre humain.

6° Il est encore un motif qui ne peut manquer d'avoir de l'influence sur les âmes bien nées; c'est l'idée de ce que nous devons à la femme qui doit un jour partager notre sort. Si on la connaît déjà, cette pensée se présentera d'elle-même à l'esprit; mais lors même qu'on ne la connaîtrait pas, l'idée de celle dont nous exigeons amour, fidélité et vertu doit être un motif puissant pour nous conserver purs et sans tache. Si nous voulons être parfaitement heureux avec elle, il nous faut l'estimer d'avance, ne fût-ce qu'en idée, lui jurer amour et fidélité, et nous rendre digne d'elle. De quel droit celui qui a perdu l'honneur, en se plongeant dans d'infâmes débauches espérerait-il trouver une épouse honnête et vertueuse? Comment pourrait-il l'aimer avec pureté et sincérité? Comment oserait-il lui promettre sa foi, et parviendrait-il à tenir son serment, lui qui, au lieu de s'accoutumer de bonne heure aux sentiments nobles et généreux, les a remplacés dans son cœur par des passions viles et méprisables?

7° Enfin, il y a une dernière règle qui est trop essentielle pour que je la passe sous silence : c'est celle d'éviter avec soin le premier faux pas. Il n'y a point de penchant qui se tourne aussi facilement en habitude que celui-là. L'homme qui n'a pas encore eu de liaisons intimes avec les femmes marche d'un pas assuré dans le chemin de la vertu. La pudeur, la timidité, un sentiment vague du juste et de l'injuste, en un mot, toutes ces nuances délicates qui se rattachent à l'idée de pureté morale, lui donnent la force de résister, même aux plus grandes séductions. Mais faire taire une seule fois cette voix intérieure, c'est l'étouffer pour toujours. Ajoutez à cela que c'est souvent la première jouissance qui fait naître le besoin, et qui développe le germe encore endormi de l'instinct reproducteur, de même que c'est l'exercice qui perfectionne tous nos sens. Sous ce rapport, la virginité est quelque chose de réel au moral comme au physique : c'est un bien que les deux sexes devraient conserver à l'égal d'un dépôt sacré. Mais il est certain aussi qu'une seule occasion suffit pour nous la ravir, soit au moral, soit au physique, et que celui qui est tombé une fois, tombera encore.

Heureux celui qui sait ménager ses facultés! Il a ce qui est nécessaire, non-seulement pour assurer plus d'énergie et de durée à sa propre existence, mais encore, lorsque le moment est arrivé, pour donner la vie à d'autres êtres, jouir ainsi de toutes les douceurs de l'hymen, et voir renaître dans des enfants sains et robustes, la santé et la vigueur qu'il avait su conserver; tandis que celui qui s'énerve de bonne beure, outre qu'il raccourcit sa carrière, a de plus le chagrin amer de voir sa honte se reproduire dans les enfants auxquels il donne le jour.

Telle est la récompense inappréciable réservée à celui qui prend assez d'empire sur lui-même pour résister pendant quelques années à ses désirs. Peu de vertus reçoivent ici-bas une récompense aussi belle et aussi douce.

IV. *Influence du mariage dans le bonheur de l'homme.*

J'entends par le mariage l'union indissoluble et sacrée de deux personnes d'un sexe différent, pour s'aider réciproquement, procréer des enfants et les élever. Une union fondée sur des objets aussi importants est la principale base de la félicité publique et individuelle. Elle est nécessaire à la perfection morale de l'homme; car l'enchaînement de son être et de son intérêt à ceux d'un autre individu le fait triompher de l'égoïsme, qui est le plus mortel ennemi de la vertu, et le rapproche davantage de la véritable perfection morale. Sa femme et ses enfants l'attachent au reste du genre humain et au bonheur général par des liens que rien ne peut briser. Les doux sentiments de la tendresse conjugale et paternelle échauffent son cœur, et en chassent la froide indifférence, qui s'établit sans obstacle dans celui du célibataire. Ils lui imposent, en outre, des devoirs qui l'accoutument à l'ordre, au travail et à la régularité dans sa conduite. De cette manière, le penchant qui l'entraîne vers le sexe, au lieu de se prononcer sous forme d'un instinct brutal, devient un des plus forts leviers que la morale puisse faire jouer pour étouffer la crise tumultueuse des passions, obvier aux inconvénients de la mauvaise humeur, et corriger les habitudes vicieuses.

L'union légitime de l'homme et de la femme influe donc puissamment sur le bonheur du genre humain ; aussi peut-on conclure que les bons mariages sont les bases les plus solides de l'édifice social et de la félicité publique. Le célibataire est égoïste, inconstant, indépendant en apparence, et esclave de ses passions : tout entier à lui-même, il ne s'intéresse ni aux hommes ni à sa patrie; les fausses idées de liberté qui l'ont empêché de se marier puisent encore un nouveau degré de force dans l'état d'isolement au milieu duquel il vit. Quoi de plus propre à faire naître le goût des innovations, à exciter les mouvements populaires, à fomenter les révolutions, que l'augmentation toujours croissante du nombre des célibataires?

Quelle différence lorsqu'on porte ses regards sur l'homme marié! La dépendance dans laquelle il se trouve nécessairement de l'autre moitié de lui-même, l'accoutume à se soumettre aux lois; les besoins de sa famille lui donnent le goût du travail et de l'ordre; ses enfants l'enchaînent à l'État, dont l'intérêt devient le sien propre. Pour me servir des expressions de Bacon, le père de famille qui a donné de tels otages à l'État mérite seul le titre de *citoyen*, de *patriote*. Je vais plus loin encore, et je dis qu'il n'en résulte pas seulement le bonheur de la génération présente, mais que celui des générations futures en dépend aussi; car il n'y a que le mariage qui donne à l'État des citoyens honnêtes, capables de se bien conduire, et accoutumés dès l'enfance à l'ordre, ainsi qu'à l'observation de tous les devoirs qu'impose la société. A combien d'inconvénients la constitution physique n'est-elle pas exposée quand les hommes, n'écoutant d'autre voix que celle de l'instinct, se débarrassent des fruits de leurs brutales amours en les jetant dans les hospices des enfants trouvés, ou en les abandonnant dans les rues? Cette coutume n'a pas des résultats moins funestes pour le moral. C'est une vérité incontestable, que plus un État compte d'enfants illégitimes, plus il renferme aussi de germes de corruption, et par suite d'éléments de révolutions.

Le mariage mérite incontestablement une place parmi les moyens qui contribuent à prolonger la durée de l'existence. En effet :

1° Le mariage est le seul moyen que nous ayons à notre disposition pour régulariser l'instinct qui attire les sexes l'un vers l'autre, ou pour lui donner un but. Il garantit de deux extrêmes également nuisibles, l'abus et l'abstinence des plaisirs. Autant je suis persuadé que la continence est nécessaire dans la jeunesse pour assurer une vie longue et heureuse, autant je le suis qu'un âge arrive où il serait aussi dangereux d'étouffer l'instinct, qu'il l'est de le satisfaire trop tôt. Non-seulement il s'agit d'une excrétion naturelle, mais encore, en n'exerçant pas les organes générateurs, on diminue les fluides qu'ils sont chargés d'élaborer, de manière que la quantité de ces sucs qui se trouvent résorbés, et qui passent dans la masse du sang, devenant de jour en jour moins considérable, nous finissons par éprouver une véritable perte sous ce rapport. La loi générale de l'harmonie exige que l'homme use de toutes ses facultés; il faut que toutes se développent et soient suffisamment exercées.

2° Le mariage modère et régularise la jouissance. Cette uniformité, qui dégoûte le libertin d'une union légitime, est précisément ce qu'il y a de plus indispensable à la pureté ; elle prévient l'irritation débilitante produite par la variété continuelle des objets. C'est une table simple et frugale, à côté d'une autre somptueuse et couverte de mets recherchés : il n'y a que la première qui puisse donner l'habitude de la tempérance, et conduire à une longue vie.

3° Tous ceux qui ont atteint un âge très-avancé avaient été mariés.

4° Le mariage procure les plus purs et les plus simples de tous les plaisirs, ceux qui épuisent le moins, qui conviennent le mieux à la santé, qui sont les plus propres à tenir l'âme dans l'état mitoyen si favorable au bonheur et à la longévité, en un mot, les plaisirs domestiques. Il modère l'impression trop vive des soucis et des espérances. L'intérêt que nous témoigne l'être dont le sort se trouve uni au nôtre adoucit et tempère tout ce qu'il peut y avoir d'exagéré en nous. Ajoutez à cela les attentions délicates sur lesquelles on ne peut compter, dans aucune position, aussi sûrement que dans l'union conjugale. Enfin, un bon mariage nous procure, par anticipation, la félicité que le ciel réserve à ses élus, en nous donnant des enfants sains et bien élevés, dont la présence semble nous rajeunir, comme le prouve l'exemple de l'octogénaire Cornaro.

« Quand je rentre chez moi, dit-il, en revenant du « sénat ou de mes affaires, je trouve onze petits en- « fants, dont l'éducation, les jeux et les ris font les « délices de ma vieillesse ; souvent même je mêle mes « chants aux leurs, car ma voix est maintenant plus « claire et plus forte qu'elle ne le fut jamais dans ma « jeunesse. Enfin, je ne connais aucune des incom- « modités qui sont le partage ordinaire de la vieil- « lesse. »

A la sortie du monde, nous subissons des changements presque semblables à ceux que nous avons éprouvés en y entrant : les deux extrêmes de la vie se touchent. Nous commençons et nous finissons par l'enfance, c'est-à-dire par un état de faiblesse et d'impuissance. Lorsque nous sommes devenus vieux, on est obligé de nous soulever, de nous porter, de nous procurer notre nourriture, et même de nous la présenter. Nous avons une seconde fois besoin de parents; et, grâce à la sagesse de la Providence, nous en trouvons d'autres dans nos enfants, heureux de pouvoir nous rendre une partie des bienfaits qu'ils ont reçus de nous. Le célibataire se prive volontairement de cette précieuse et touchante ressource. Seul, délaissé de tout le monde, et semblable à l'arbre desséché au milieu du désert, il croit en vain obtenir de mains mercenaires les soins et les secours qu'on ne doit attendre que des êtres auxquels les liens naturels les inspirent. Je ne terminerai pas ce chapitre sans mentionner ici un des vers de Phocylidès : « Ne de« meurez pas célibataire, pour ne pas mourir sans « nom ; donnez aussi quelque chose à la nature, « faites naître comme vous êtes né vous-même. »

CHAPITRE VII.

DE L'ÉDUCATION DES ENFANTS.

Notre santé dépend de celle de nos parents et du moment où nous avons reçu notre existence. Sous ce rapport, être bien né est un bonheur que l'on devrait souhaiter à tout le monde. C'est un avantage immense, quoiqu'on ne sache pas toujours l'apprécier; c'est un moyen de prolonger la vie qu'il n'est pas en notre pouvoir de nous procurer, mais que nous pouvons et devons donner aux autres.

En me proposant d'exposer quelques règles relatives à l'éducation des enfants, je ne prétends point tracer ici un système entier d'éducation; ce tableau complet a été tracé avant moi par mes savants maîtres Hallé, Rostan, Hug, Huffland et d'autres, dont les ouvrages et les conseils m'ont été si utiles dans l'exécution de mon travail. Je veux seulement faire connaître la meilleure manière d'éviter la lacune qui existe d'ordinaire entre la première éducation et celle qui vient après, la méthode qui convient le mieux pour imprimer une direction convenable au corps dès les premiers moments de la vie, et lui procurer le degré de vigueur qu'il est susceptible d'acquérir à cette époque.

Les points essentiels que je vais examiner à ce sujet, sont : 1° la santé des parents; 2° le moment de la génération; 3° le temps de la grossesse; 4° la première période de l'enfance; 5° la seconde période de l'enfance.

I. *De la santé et du fonds de vie des parents.*

Ce qui prouve combien ce point est essentiel, c'est qu'on a vu des familles entières qui semblaient avoir reçu de la nature le privilége de la longévité. Telle était la famille de l'Anglais Parr, dont le père et les enfants atteignirent un âge très-avancé. Lorsque les parents fournissent une longue carrière, il y a lieu d'espérer que les enfants vivront longtemps aussi. Cette seule circonstance devrait déjà être un motif suffisant pour déterminer quiconque veut avoir des enfants, à ménager et à conserver autant que possible ses facultés vitales. Nous sommes l'image de nos parents, non-seulement pour la forme et l'organisation générale, mais encore pour certaines faiblesses ou certains vices des organes intérieurs. On peut même transmettre à ses enfants la prédisposition à diverses maladies qui dépendent de la constitution primitive, telles que la goutte, la pierre, la phthisie pulmonaire et les hémorroïdes. L'expérience prouve que l'épuisement des facultés génératrices par le libertinage, ou peut-être par le virus vénérien modifié, communique aux enfants une prédisposition particulière du système lymphatique qui dégénère en scrofules, et qui fait que cette maladie se déclare souvent dans les premiers mois de la vie, quelquefois même au moment de la naissance.

L'âge des parents influe également sur la durée de la vie et sur la vigueur de leurs enfants, selon qu'il est trop avancé, ou qu'il ne l'est pas assez. On ne devrait jamais se marier qu'après avoir pris tout son développement. Dans les climats tempérés, comme ceux de l'Orient, le mariage est considéré bon à vingt-quatre ans pour l'homme, et dix-huit pour la femme. En se mariant avant cette époque, on s'expose à ruiner sa santé et à mettre au monde des enfants délicats. Il me serait facile de citer beaucoup d'exemples pour prouver combien un mariage précoce peut entraîner de suites funestes pour la santé des enfants et le bonheur des deux époux.

II. *Du moment de la génération.*

Ce point est beaucoup plus essentiel qu'on ne le croit communément, et il a une influence décisive sur la vie tout entière de l'enfant, soit au physique, soit au moral. C'est dans ce moment qu'on communique au germe du nouvel être le principe qui doit le vivifier. Il serait à désirer que les parents fissent attention à cette circonstance, afin de n'oublier jamais que le moment de la génération est de la plus haute importance, que c'est celui de la création d'un nouvel être, et que la nature n'y a pas attaché sans motif le plus haut degré d'exaltation dont nous soyons susceptibles. Quelque difficile qu'il soit de rassembler des faits à cet égard, je pourrais cependant citer des exemples d'enfants qui, ayant été engendrés dans l'ivresse, sont restés toute leur vie imbéciles; un enfant engendré dans un moment de mauvaise humeur ou d'incommodité, se ressentira lui-même plus ou moins de cette disposition physique ou morale pendant toute sa vie. Je ne peux pas me dispenser de citer ici l'exemple suivant emprunté de Plutarque : Diogène ayant vu un enfant qui faisait à chaque instant des actions hors de raison: « Mon enfant, lui dit-il, ton père t'a engendré dans l'ivresse. » De là vient la prééminence surprenante qu'ont presque toujours les enfants de l'amour sur les fruits d'une union légitime. Je crois donc que, dans l'état de mariage, on ne devrait jamais consacrer à l'accomplissement des devoirs conjugaux que les moments où l'on semble y être invité également des deux côtés par l'amour, la joie et l'impulsion de la nature.

III. *Du temps de la grossesse.*

Quoique le père soit sans contredit la principale source d'où le nouvel être tire le souffle de la vie, on ne peut disconvenir que le développement qui succède à l'éveil du germe, c'est-à-dire que la masse ne provienne de la mère seule. C'est le champ d'où le grain tire sa nourriture, et la constitution de l'enfant doit tenir principalement de celle de l'être dont il a fait partie pendant si longtemps, avec la chair et le sang duquel il a été formé. Mais, outre la constitution de la mère, les circonstances favorables ou défavorables à l'action desquelles elle se trouve exposée dans le cours de sa grossesse doivent exercer une influence puissante sur la conformation tout entière et sur la vie du nouvel être. C'est aussi ce que l'expérience nous apprend : la santé de l'enfant et le plus ou moins de vigueur de sa constitution dépendent beaucoup plus de la mère que du père. Un homme débile peut engendrer un enfant assez vigoureux, pourvu que sa femme soit robuste et bien portante. La substance du père s'élabore et se perfectionne, pour ainsi dire, dans le sein de la mère. Au contraire, l'homme le plus fort n'obtiendra jamais d'une femme valétudinaire que des enfants faibles et languissants.

Quant à ce qui concerne les mesures prises pour mettre le nouvel être à l'abri de tout danger et de toute influence pernicieuse, nous voyons en elles une nouvelle preuve de la sagesse et de la providence de Dieu. Malgré l'union intime du fœtus avec la mère, quoiqu'il en fasse réellement partie pendant près d'une année, et que, durant ce long espace de temps, il partage la même nourriture et les mêmes humeurs, cependant sa position au milieu des eaux dans lesquelles il nage le garantit non-seulement des atteintes extérieures, mais encore des influences morales; car il n'y a pas de connexion entre ses nerfs et ceux de sa mère. On a même vu souvent cette dernière mourir, et l'enfant conserver la vie. D'ailleurs la nature, dans sa sagesse, a attaché une certaine exemption de maladies à l'état de grossesse. Il est prouvé qu'une femme enceinte craint moins qu'une autre les maladies contagieuses, et qu'il n'y a jamais plus de probabilités en faveur de la vie des personnes du sexe que quand elles portent un enfant dans leur sein. L'observation clinique nous offre beaucoup d'exemples de femmes enceintes phthisiques au dernier degré, qui auraient succombé sans doute depuis longtemps, et qui se conservent cependant pendant toute leur grossesse; mais une fois que le produit de la conception est mis au jour, elles cessent leur carrière.

On a si bien senti dans tous les temps l'importance de l'état de grossesse, que les anciens, depuis Moïse, regardaient une femme enceinte comme une personne sacrée et inviolable, et que le moindre mauvais traitement, la plus petite injure dont on se rendait coupable envers elle entraînait une peine double de celle dont le même délit aurait été puni à l'égard de tout autre individu.

La constitution délicate et nerveuse de certaines femmes rend plus dangereux le séjour de l'enfant dans le sein de sa mère. Ainsi renfermé dans un lieu où son développement est à chaque instant troublé et interrompu, il ne peut jamais atteindre le degré de perfection que la nature lui avait destiné.

Ces réflexions me conduisent tout naturellement à tracer les règles suivantes :

1° Les femmes qui ont le système nerveux très-irritable ne devraient jamais se marier, sinon par intérêt pour elles-mêmes et dans la vue de s'épargner mille souffrances, du moins par compassion pour les êtres malheureux auxquels elles donneront le jour. On devrait aussi, dans l'éducation des jeunes personnes, s'appliquer surtout à les préserver de cet excès déplorable de sensibilité, tandis qu'on fait précisément tout le contraire, soit pour ménager le teint, soit pour se conformer aux caprices de la mode et aux exigences de l'étiquette. Il est du devoir d'un homme qui choisit une épouse de s'assurer qu'elle n'a pas le système nerveux trop irritable. Sans cette précaution, on ne saurait atteindre le but principal du mariage, qui est de procréer des enfants sains et robustes.

2° Les femmes devraient s'observer davantage lorsqu'elles sont enceintes, et suivre alors un régime exact sous tous les rapports; car c'est de leur conduite que dépendent les bonnes ou mauvaises dispositions physiques et morales de leur enfant.

3° Il faudrait que chacun, considérant une femme enceinte comme un atelier dans lequel se forme un homme, eût pour elle tous les ménagements et toutes les attentions qu'elle mérite. Chaque époux surtout devrait prendre à cœur de suivre cette règle et bien se convaincre qu'en s'y conformant il travaille pour la vie et la santé de ses propres enfants, et que ce n'est qu'en agissant de la sorte qu'on se rend digne du plus beau de tous les titres, celui de père.

IV. *De la première enfance.*

La manière dont on élève les enfants pendant les deux premières années influe beaucoup sur la durée de leur vie. Voici quelles sont les principales considérations qui se rattachent à l'éducation de la première enfance.

1° La nourriture doit être bonne, mais appropriée à la délicatesse des organes, c'est-à-dire facile à digérer, plutôt liquide que solide, fraîche et saine; elle ne doit être ni trop excitante ni trop échauffante.

La nature elle-même nous offre le meilleur des guides à cet égard, en assignant le lait pour nourriture à l'enfant qui vient de naître. Le lait possède au plus haut degré toutes les qualités qui conviennent au nouveau-né. Il nourrit beaucoup, mais sans irriter ni échauffer; il tient le milieu entre la nourriture animale et la nourriture végétale; il réunit les avantages de l'une et de l'autre : ceux des végétaux, en stimulant moins que la viande; ceux de la viande, en ce qu'il a été élaboré par un animal vivant; il s'assimile plus facilement à notre propre substance. C'est donc, sous tous les rapports, un aliment qui convient parfaitement à la constitution de l'enfant.

En effet, l'enfant vit beaucoup plus vite que l'adulte. Il renouvelle plus souvent le matériel de son organisation. D'ailleurs, il n'a pas besoin de nourriture pour sa conservation seulement, mais encore pour son accroissement continuel, qui n'est jamais plus rapide que pendant le cours de la première année. Ainsi il faut qu'à cette époque la nourriture soit abondante et concentrée. D'un autre côté, les facultés digestives, n'ayant pas encore pris tout leur développement, ne pourraient point assimiler des aliments solides ou trop hétérogènes; il faut donc que la nourriture du nouveau-né soit liquide et déjà animalisée, c'est-à-dire qu'elle ait été élaborée et rapprochée de sa nature par un autre corps vivant. Enfin, l'enfant est irritable et sensible à l'excès, de sorte qu'un stimulant qui agirait à peine sur un homme fait produit en lui de la fièvre, ou même des spasmes et des convulsions. Il suit encore de là que sa nourriture doit être douce et en rapport avec la grande irritabilité dont la nature l'a doué.

Je regarde donc comme un des premiers préceptes de la nature, comme un des moyens qui contribuent le plus à assurer une vie longue et heureuse, de faire sucer à l'enfant le lait de sa mère ou d'une nourrice bien portante, pendant une année entière.

Les modernes ont violé cette grande loi de plusieurs manières, qui toutes exercent une influence funeste sur la durée de l'existence, et que je me crois par conséquent obligé de dénoncer et de condamner ici.

On a essayé d'élever les enfants avec des fécules et des gruaux seulement. Cette nourriture peut être utile dans certaines circonstances; mais elle nuit certainement quand on n'en donne pas d'autre, parce qu'elle n'est pas assez réparatrice, et, ce qui est plus grave encore, parce que, ne pouvant pas s'animaliser assez, elle conserve encore dans le corps de l'enfant une partie de l'acidité des substances végétales. Voilà pourquoi, sous l'influence d'un pareil régime, les enfants deviennent languissants, maigrissent, et sont tourmentés continuellement par des aigreurs, des vents, des glaires, des obstructions dans le bas-ventre et des écrouelles.

Une coutume plus mauvaise encore, c'est celle de nourrir les enfants avec de la bouillie. Cette nourriture, outre les inconvénients qu'elle partage avec tous les aliments tirés du règne végétal seul, a encore celui d'occasionner l'engorgement des glandes du mésentère, et d'engendrer le carreau, les scrofules ou la phthisie pulmonaire.

D'autres, pour éviter ces dangers, donnent à leurs enfants de la viande, du vin, de la bière. Cette coutume doit être blâmée avec d'autant plus de force, que le nombre de ses partisans ne fait qu'augmenter de jour en jour, qu'elle rentre dans la méthode des stimulants, si fort à la mode aujourd'hui, et que les médecins eux-mêmes n'en apprécient pas les dangers. La viande fortifie, dit-on, et c'est là précisément ce dont un enfant a besoin. Mais voici de quels arguments je me sers pour combattre ce système.

Il doit toujours y avoir un rapport exact entre la nourriture et celui qui la prend, entre les excitants et l'excitabilité. Plus l'excitabilité est grande, plus aussi le moindre stimulant agit avec force, et réciproquement. Mais cette excitabilité va toujours en décroissant d'année en année, jusqu'à ce qu'elle s'éteigne tout à fait dans la vieillesse. On peut donc dire que, quant à ses propriétés stimulantes et fortifiantes, le lait est pour l'enfant ce qu'est la viande pour l'homme fait, ce qu'est le vin pour le vieillard. La viande est donc pour lui ce que le vin est pour l'adulte, c'est-à-dire une nourriture beaucoup trop forte, et contraire aux lois de la nature. Lorsqu'on lui en fait manger, on excite et l'on entretient chez lui un état continuel de fièvre, on précipite la circulation du sang, on augmente la chaleur, et on dispose le corps à de violentes inflammations. Un enfant nourri de cette manière a l'air de bien se porter, mais la plus petite cause suffit pour mettre tout son sang en mouvement ; et quand les dents commencent à pousser, quand la petite vérole ou d'autres maladies se déclarent, on doit s'attendre à des fièvres inflammatoires, à des convulsions, à des attaques d'apoplexie. La plupart des hommes croient qu'on ne peut mourir que de la faiblesse; mais on meurt aussi d'un excès de force et de stimulation, et c'est à quoi expose l'usage mal entendu des excitants. D'ailleurs, une nourriture aussi forte que la viande, donnée à l'enfant, accélère la consommation vitale dès le début de l'existence. On donne trop d'activité à tous les systèmes, à tous les organes, et, au lieu de fortifier le corps, on fait tout ce qu'il faut pour abréger la vie.

Les hommes et les animaux qui vivent de viande sont violents, cruels, passionnés, tandis qu'un régime végétal dispose davantage à la douceur et à l'humanité. J'en ai vu un grand nombre d'exemples. Les enfants qui sont accoutumés de bonne heure à manger beaucoup de viande deviennent robustes, mais en même temps passionnés, brutaux et violents. Or je doute qu'un pareil caractère puisse faire le bonheur de l'homme qui l'a reçu en partage, ni moins encore celui des personnes qui vivent avec lui. Il y a des cas où le régime animal peut être utile, même dans les premières années de la vie, comme lorsqu'il s'agit d'enfants débiles, qui n'ont pas sucé le lait de leur mère, et qui sont tourmentés par des aigreurs dans les premières voies; mais alors on doit le considérer comme un véritable médicament, et c'est au médecin qu'il appartient de le prescrire.

Ce que je viens de dire de la viande doit s'entendre, à plus forte raison, du vin, du café, du chocolat et des épices.

Ainsi, une des plus importantes règles de l'éducation physique des enfants, c'est de ne leur donner, pendant les premiers six mois, ni viande, ni bouillon de viande, ni café; ni bière, mais uniquement du lait, et, de préférence à tout autre, le lait de leur mère. Ce n'est que dans les six mois suivants qu'on peut se permettre de leur faire prendre un peu de soupe. Mais, quant à la viande, il ne faut la leur permettre qu'après la pousse des dents, c'est-à-dire vers la fin de la seconde année.

Lorsque des obstacles insurmontables, tels qu'une santé faible, une prédisposition bien marquée à la phthisie pulmonaire, ou des nerfs délicats, toutes circonstances qui seraient plus nuisibles que favorables à la vie de l'enfant, empêchent une mère d'allaiter elle-même, ce qui n'est que trop commun aujourd'hui, et qu'on ne peut se procurer une nourriture saine et bien constituée, on se trouve réduit alors à la triste nécessité de recourir à l'allaitement artificiel. Quoique cette méthode soit toujours un peu contraire à la santé de l'enfant et à la durée de son existence, on peut cependant en diminuer de beaucoup les dangers à l'aide des précautions suivantes :

1° Il faut d'abord, autant que possible, laisser l'enfant teter sa mère pendant quinze jours ou un mois. On ne saurait croire combien cette précaution est essentielle. Ensuite, pour remplacer le lait maternel, on choisira, de préférence à tout autre, celui d'ânesse ou de chèvre, qu'on donnera au moment même où l'on vient de traire l'animal. Il vaudrait encore mieux faire teter ce dernier par l'enfant. Si ces deux moyens sont impraticables, on aura recours à un mélange de lait de vache et d'eau, à parties égales, qu'on fera prendre tiède, ayant soin de se procurer du lait frais une fois par jour au moins. Il ne faudra jamais mettre ce lait sur le feu, ni encore moins le tenir constamment chaud, ce qui l'aigrirait, et l'on se contentera de faire chauffer l'eau qu'on y ajoute chaque fois que l'enfant aura besoin de boire. En suivant cette méthode, il faut commencer de meilleure heure à donner de la soupe, du gruau, du sagou, du salep, cuits avec moitié lait et moitié eau, du bouillon léger dont on a enlevé toute la graisse, et des laits de poule. Les pommes de terre ne conviennent pas durant les deux premières années : quoique je ne les croie pas malfaisantes, je suis cependant convaincu qu'elles sont trop difficiles à digérer pour un estomac encore si délicat, parce qu'elles contiennent beaucoup de mucosité.

2° Dès la troisième semaine, un peu plus tôt en été, plus tard en hiver, on fera prendre l'air tous les jours à l'enfant, et l'on continuera ensuite d'agir ainsi, quelque temps qu'il fasse.

Les enfants et les végétaux se ressemblent parfaitement sous ce rapport. On aurait beau leur donner en abondance de la nourriture et de la chaleur, si on les prive d'air et de lumière, on les voit se flétrir, ils deviennent pâles et blafards, ne profitent plus, et tardent peu à succomber. L'air pur et les principes vivifiants qu'il renferme sont un aliment aussi nécessaire, et peut-être même plus indispensable encore à la conservation de la vie que le boire et le manger. Je connais des enfants qui, pour avoir été élevés comme des plantes de serre, sont toujours restés depuis pâles et débiles; tandis que la facilité de respirer tous les jours un air pur est un moyen infaillible de procurer des couleurs, de la santé et de la vigueur au nouvel être pour le reste de sa vie. Un autre avantage qu'on retire de là, c'est de mettre l'enfant à l'épreuve d'une des plus puissantes causes de maladies, en le rendant capable de supporter, par la suite, les vicissitudes du froid et du chaud, les changements de temps, et toutes les intempéries de l'atmosphère.

L'air qu'on respire dans un lieu couvert de gazon, planté d'arbres et un peu éloigné de toute habitation, est celui qui convient le mieux; le moins favorable est celui qui circule dans les rues d'une ville.

3° On lavera tous les jours l'enfant de la tête aux pieds avec de l'eau froide. Ce soin est indispensable pour entretenir la peau propre, lui donner du ton, fortifier le système nerveux tout entier, et poser ainsi les fondements d'une vie longue et heureuse.

Il faut commencer les lotions dès l'instant de la naissance, employer de l'eau tiède pendant les premières semaines seulement, se servir ensuite toujours d'eau froide; mais, dans tous les cas, ne faire usage que de celle qui vient d'être tirée d'une fontaine ou d'un puits : car l'eau ordinaire renferme aussi une substance spiritueuse, de l'air plus chargé d'oxygène que celui de l'atmosphère, qui augmente en elle la propriété fortifiante, et qui disparaît quand on la laisse trop longtemps exposée à l'air. Au reste il faut terminer promptement ce lavage, et essuyer le corps immédiatement après. On évitera également de le faire au moment où l'enfant sort du lit, comme aussi toutes les fois qu'il est baigné de sueur.

4° On baignera une ou deux fois par semaine l'enfant dans de l'eau tiède, c'est-à-dire ayant la température du lait qu'on vient de traire, et marquant de vingt-quatre à vingt-six degrés au thermomètre de Réaumur.

Cette pratique est si excellente et convient tellement aux enfants, qu'il n'en existe peut-être pas de plus propre à développer et à perfectionner leur physique. Nettoyer la peau et lui donner du ton, seconder le développement des facultés et des organes sans l'accélérer, rendre la circulation uniforme partout, établir de l'harmonie entre tous les actes de la vie, fortifier le système nerveux, modérer l'irritabilité des fibres, diminuer la consommation intérieure et purifier les humeurs, tels sont les effets des bains. Je ne connais rien qui réunisse aussi complétement toutes les conditions nécessaires pour entretenir la santé et procurer une longue vie. Il ne faut pas que le bain soit entièrement composé d'eau qui ait bouilli; mais on aura l'attention de le préparer avec de l'eau fraîchement puisée à la source, à laquelle on en ajoutera de la chaude jusqu'à ce que le mélange soit tiède. En été, la meilleure eau est celle qui a été échauffée par les rayons du soleil. A cette époque de la vie, le bain doit être d'un quart d'heure; on le prolongera davantage dans la suite. On ne le fera jamais prendre que quelques heures après le repas.

5° Il ne faut pas tenir les enfants trop chaudement. En conséquence, on évitera que leur chambre soit trop échauffée, que leurs vêtements et leurs couvertures soient trop chauds. Une chaleur trop vive augmente considérablement l'irritabilité, accélère par suite la consommation intérieure, affaiblit et relâche la fibre, hâte le développement de tous les organes, paralyse la peau, dispose à la sueur pour la moindre cause, et expose ainsi au danger de s'enrhumer à chaque instant. Il me paraît surtout fort important d'accoutumer de bonne heure les enfants à coucher sur des matelas de crin, de balle d'avoine et de mousse. Ces matelas ne s'échauffent jamais trop, ils ont plus d'élasticité que ceux de laine, et plus surtout que les lits de plume; préviennent les difformités en obligeant l'enfant de s'étendre tout de son long, parce qu'ils ne cèdent pas sous le poids de son corps, et empêchent l'instinct reproducteur de se développer trop tôt. Lorsqu'il fait très-froid, on doit couvrir l'enfant davantage.

6° Les habits doivent avoir de l'ampleur, ne gêner aucun des mouvements, et ne pas être faits d'une étoffe trop chaude ou susceptible de retenir la transpiration, comme sont les pelleteries. Il faut qu'on puisse les changer et les laver souvent. Ils seront donc de toile de coton en été, et d'une petite étoffe de laine en hiver. — Point de cordons serrés autour du corps, point de corsets, point de souliers étroits; en un mot, point d'entraves capables d'engendrer des maladies qui abrégeraient la vie. On laissera la tête de l'enfant découverte à dater du premier ou du second mois, suivant la saison.

7° On observera la plus grande propreté, c'est-à-dire qu'on renouvellera tous les jours la chemise, toutes les semaines les habits, et tous les quinze jours les draps de lit. On aura grand soin d'écarter les mauvaises odeurs, de ne jamais laisser entrer beaucoup de monde à la fois dans la chambre, de ne point y faire sécher du linge, et de n'y pas laisser de linge sale. La propreté est la moitié de la vie des enfants : plus on les tient proprement, et mieux ils se portent. La propreté seule, avec un régime très-sobre, suffit pour leur donner en peu de temps un air florissant, de la vigueur et de la vivacité; tandis que la malpropreté les rend faibles et valétudinaires, quelque abondante que soit la nourriture qu'on leur donne. Voilà pourquoi tant d'enfants dépérissent sans qu'on en soupçonne le motif. Il arrive souvent aux ignorants de les croire ensorcelés ou atteints de vers solitaires; mais la malpropreté est le seul démon qui les possède, et qui finit infailliblement par les entraîner au tombeau.

V. *De la seconde enfance.*

La seconde période de l'enfance s'étend depuis l'âge de deux ans jusqu'à celui de douze à quatorze. C'est à cette période qu'il faut doubler les soins envers les enfants, car ce n'est pas seulement sur leur physique que les soins des parents doivent se diriger, mais encore sur leur moral, le plus indispensable et pourtant le plus difficile de tous les points. Je ne puis m'empêcher de rapporter ici ce que Platon a dit de l'éducation, en recommandant à tous les magistrats de faire la plus sérieuse attention aux préceptes de ce grand philosophe. « Celui qui est chargé de surveiller l'éducation de la « jeunesse doit, ainsi que ceux qui le choisissent, « se bien persuader que la place qu'on lui confie « est sans contredit la première de l'État... Quoique « l'homme soit naturellement doux, cependant ce « n'est que par l'éducation qu'il devient le meilleur « des animaux et celui qui se rapproche le plus « de la divinité. S'il n'en reçoit pas, ou si on lui « en donne une mauvaise, alors il devient le plus « farouche de tous les animaux. C'est pourquoi « le législateur doit s'occuper avant tout de l'instruction de la jeunesse. Pour remplir dignement « ce devoir, il jettera les yeux sur celui de ses « concitoyens qui s'est le plus distingué dans la « pratique des différentes vertus, et lui confiera le « soin de diriger les établissements consacrés à « l'instruction publique. » Il est évident, de ce que dit Platon, que l'éducation seule rend l'homme bon ou méchant; les lois et les peines peuvent bien empêcher le mal, encore même d'une manière fort imparfaite, mais elles ne font pas l'homme d'honneur. Il n'y a que les impressions qu'on a reçues dans l'enfance, dans la jeunesse, qui s'identifient tellement avec notre être, que, bonnes ou mauvaises, rien ne peut plus désormais les effacer entièrement : tout ce que nous acquérons ensuite nous demeure étranger, et glisse, pour ainsi dire, sur la surface de notre âme sans y pénétrer.

On sait que les préjugés, les vices et les superstitions, par exemple la crainte des revenants ou celle du tonnerre, s'enracinent quelquefois dans l'enfance au point qu'il n'est plus possible de les arracher. Ce devrait être là un motif de plus pour profiter de cette période de la vie afin de faire éclore le germe des vertus, qu'il deviendrait également impossible d'étouffer par la suite. Cette éducation vaudrait bien tous les avantages qu'on peut retirer du raisonnement. Je parle surtout ici de la croyance en Dieu et à l'immortalité de l'âme. Celui à qui on n'a point inculqué cette croyance dès l'enfance ne l'acquerra presque jamais dans la suite. On prétend qu'il ne faut enseigner aux enfants que ce qu'ils sont en état de concevoir : cela est vrai pour tout, excepté pour les deux points dont je viens de parler; car la philosophie critique elle-même convient qu'on ne peut pas en donner la démonstration, mais qu'on doit y ajouter foi parce qu'ils sont nécessaires au bonheur de la vie et à la vertu. — Pourquoi donc attendre, pour inculquer cette croyance aux hommes, qu'ils aient atteint l'âge auquel il est si difficile, que dis-je? auquel il est impossible de croire sans preuves? L'enfance est l'âge de la croyance et de la foi. C'est dans les jeunes cœurs qu'il faut imprimer ces vérités consolantes; elles y resteront gravées toute la vie. Doutes, plaisanteries, raisonnements, évidence même et conviction contraire, rien ne pourra les effacer, puisqu'elles feront partie de l'être. Combien cette simple croyance raffermit la vertu, élève l'âme et donne de force et de résignation pour supporter les maux et les désagréments de la vie! Pères et mères, combien vos enfants vous rendront d'actions de grâces pendant tout le cours de leur vie, pour leur avoir fait de bonne heure un don si précieux, le plus beau de tous les héritages que vous puissiez leur laisser!

Qu'on pardonne cette digression à mon cœur, qui ne saurait laisser échapper aucune occasion de faire ressortir ce qu'il y a de salutaire et de divin dans une règle qui repose évidemment sur le physique et le moral de l'homme, et à l'égard de laquelle on porte encore tous les jours tant de faux jugements.

Je reviens à mon principal objet, qui est d'exposer les règles relatives à la seconde enfance.

Les règles relatives à la propreté, au lavage à l'eau froide, aux bains, aux vêtements et à l'air sont les mêmes que dans le cours de la période précédente.

1° Le régime ne sera ni trop recherché ni trop sévère; ce qu'il y a de mieux à faire, c'est de donner aux enfants une nourriture mêlée de viande et de végétaux, et de les accoutumer à se nourrir de tout, en ayant soin, d'ailleurs, de ne pas leur donner à manger trop à la fois, ni trop souvent. — Si l'on se conforme soigneusement aux autres préceptes de l'éducation physique, si en particulier on ne néglige ni l'exercice ni les soins de la propreté, il n'est besoin ni d'aliments délicats, ni d'un régime sévère pour avoir des enfants bien portants. On peut s'en convaincre en jetant les yeux sur ceux des habitants de la campagne, qui sont robustes et pleins de santé, quoique le régime qu'ils suivent ne soit rien moins que d'accord avec les principes de l'hygiène. Mais il ne faut pas ici se conduire avec l'inconséquence dont on se rend coupable sur tant d'autres points, nourrir ses enfants comme ceux d'un villageois, et en même temps les faire coucher sur la plume, les tenir oisifs, les renfermer dans une chambre bien chaude; car le plus sûr moyen d'affaiblir le fil de la vie, dès l'origine, c'est d'élever l'enfant avec trop de mollesse pendant ses premières années, c'est de le soustraire à l'impression du moindre froid, et de le tenir entouré de coussins et de boules d'eau chaude, dans un véritable état d'incubation; c'est de surcharger son estomac d'aliments, et de stimuler sans cesse en lui l'action vitale par du café, du chocolat, du vin, des épices et autres substances semblables, qui sont de véritables poisons pour lui. Toutes ces pratiques contribuent tellement à accélérer la consommation intérieure, à augmenter l'intensité de la vie, et à rendre les organes faibles, délicats et impressionnables, qu'on peut affirmer qu'un pareil régime, continué deux années de suite, raccourcit de soixante ans et plus la carrière de l'homme, sans parler des accidents et des maladies qui en résultent. C'est là, sans doute, une des principales causes de la mortalité excessive qui règne parmi les enfants. Mais les parents ne soupçonnent jamais les causes qu'ils ont sous les yeux ; ils aiment mieux en admettre d'absurdes et de surnaturelles, pour se tranquilliser et s'épargner la peine de réfléchir.

2° Le mouvement est aussi un point fort essentiel de l'éducation physique. On fera passer aux enfants la plus grande partie de la journée en jeux de toute espèce, qui leur seront utiles, surtout en plein air. L'exercice fortifie, inspire le goût de l'activité, et distribue uniformément les forces et les humeurs; rien n'est plus propre à prévenir les difformités.

3° Il ne faut pas exercer trop tôt les facultés de l'âme. C'est un grand préjugé de croire qu'on ne puisse commencer trop tôt à les mettre en jeu. On ne doit pas y songer tant que la nature, encore occupée de développer les organes, a besoin de toute sa vigueur pour y parvenir; ce qui dure jusqu'à la septième année. Si, dès cet âge, l'on met les enfants à l'étude, on enlève au matériel de leur organisme la portion la plus noble de la force vitale, qu'ils consument par l'acte de la pensée, d'où il résulte nécessairement que le développement s'arrête, que les digestions se dérangent, que les humeurs se détériorent, que les scrofules se déclarent, enfin que le système nerveux acquiert sur tous les autres une prédominance qui devient, pour le reste de la vie, une source intarissable de maux de nerfs, de mélancolie et d'hypocondrie. Il est vrai néanmoins que la diversité du caractère et le plus ou moins de vivacité de l'esprit apportent ici de grandes modifications ; mais on fera bien, dans tous les cas, de prendre une marche directement opposée à celle que l'on suit d'ordinaire. Si l'enfant annonce de bonne heure des dispositions heureuses pour l'étude, au lieu de l'animer, comme le font la plupart des maîtres, il faut modérer son zèle ; car une maturité précoce est presque toujours une maladie, ou tout au moins un état contre nature, qu'il est plus prudent d'arrêter que d'entretenir, à moins qu'on n'aime mieux faire de son fils un prodige d'érudition qu'un homme bien portant et capable de fournir une longue carrière. Au contraire, on peut appliquer de meilleure heure à l'étude un enfant chez lequel la matière l'emporte sur l'esprit et la pensée se forme avec trop de lenteur ; car alors les exercices intellectuels seront le meilleur moyen de développer cette précieuse faculté.

Je dois faire observer que des études prématurées, outre les inconvénients qui naissent de la tension de l'esprit, en produisent d'autres encore, provenant de l'obligation qu'elles imposent aux enfants de rester longtemps assis, et du mauvais air que leur réunion engendre dans les écoles. Ces deux causes contribuent à doubler la fatigue du travail. Je suis persuadé que ce serait rendre un grand service aux enfants que de leur faire faire leurs exercices en plein air, durant la belle saison, et s'ils avaient sous les yeux le grand livre de la nature. En supposant que le maître sût y lire, cette méthode procurerait une instruction plus profitable au jeune âge, et plus à sa portée que tout ce qu'on peut trouver dans les livres.

Il est encore un point fort essentiel à cette époque, c'est de prévenir l'onanisme, ou, pour mieux dire, d'empêcher que le penchant qui entraîne les sexes l'un vers l'autre ne se développe trop tôt. Comme ce mal est une des causes qui contribuent le plus à abréger la vie et à la remplir d'amertume, il est de mon devoir de m'étendre sur les moyens qu'on doit employer pour en préserver la jeunesse. Je suis persuadé que l'onanisme est un vice plus commun qu'on ne pense, que c'est un des plus terribles parmi ceux qui affligent le genre humain, et que, quand un enfant en a contracté l'habitude, il est très-difficile de l'en guérir. Qu'on ne se flatte donc pas d'y porter remède par des spécifiques et par des mesures auxquelles on n'a ordinairement recours que trop tard : l'essentiel est de le prévenir. En conséquence, tout le secret consiste à empêcher l'instinct générateur de se développer avant le temps fixé par la nature. C'est là la véritable plaie dont notre siècle est affligé, et dont l'onanisme n'est que le résultat. Cette maladie peut exister dès l'âge de sept ou huit ans, même avant que le goût des jouissances solitaires se soit développé. Pour la prévenir, il faut prendre ses mesures dès la première enfance, et diriger vers ce but, non pas seulement quelques parties, mais bien tout l'ensemble de l'éducation. Quoique, à l'article ONANISME, j'aie exposé quelques moyens contre cette maladie, je désire cependant m'étendre davantage, dans ce chapitre, sur ce sujet, en mettant sous les yeux de mes lecteurs les préceptes donnés par M. Hufeland, d'après une longue expérience; ils ont été constamment suivis des plus heureux résultats, lorsqu'ils ont été mis en usage et surveillés par des personnes sages et éclairées.

1° Il faut éviter, dès le principe, les aliments trop excitants et trop substantiels. Peu de personnes savent qu'en donnant de bonne heure à leurs enfants de la viande, du vin et du café, elles font naître en eux le germe du penchant à l'onanisme. L'usage prématuré des substances irritantes hâte le développement des désirs. Ce qui est surtout à éviter, c'est de donner aux enfants, le soir et quelques instants avant qu'ils se mettent au lit, de la viande, des œufs durs, des épices, ou des aliments venteux, tels que les pommes de terre et autres semblables.

2° On lavera tous les jours les enfants avec de l'eau froide, on les laissera jouer en plein air, on les couvrira légèrement, surtout aux parties naturelles. Des culottes serrées et d'une étoffe chaude ne contribuent que trop souvent à ce développement prématuré; il convient donc de vêtir les enfants d'une simple robe, et de ne leur faire porter ni culottes ni pantalons pendant les premières années.

3° On ne les fera jamais coucher sur la plume, mais sur des matelas. On ne les mettra au lit que le soir, après qu'ils auront pris beaucoup d'exercice, et qu'ils seront par conséquent bien fatigués, et le matin on les lèvera aussitôt qu'ils seront éveillés. La mauvaise habitude de les laisser alors couchés, dans un état intermédiaire entre le sommeil et la veille, principalement sous des couvertures bien chaudes, est une des causes qui contribuent le plus à faire naître en eux le goût de l'onanisme; il faut donc que les mères s'en corrigent sévèrement.

4° On leur fera prendre tous les jours de l'exercice, afin de détourner une partie de leurs forces au profit des organes du mouvement. Est-il étonnant que quand l'enfant passe la journée entière assis et dans l'inaction, les forces, qui doivent agir d'une manière ou d'une autre, prennent une direction contraire au vœu de la nature? Mais qu'on lui permette de sauter et de courir tous les jours en plein air, jusqu'à ce qu'il soit fatigué, et je réponds que le goût de l'onanisme ne se développera pas chez lui: c'est un mal attaché à l'éducation sédentaire des pensionnats et des couvents, où l'on n'accorde que de courts instants pour les récréations.

5° On veillera surtout avec le plus grand soin à tout ce qui, dans les discours, les lectures ou les actions, pourrait mettre en mouvement les idées relatives aux rapports des sexes, ou seulement diriger l'attention des enfants sur leurs parties naturelles. Il faut en détourner leur imagination par tous les moyens possibles, sans cependant suivre la méthode, tant vantée par certaines personnes.

qui consiste à leur faire sentir la haute importance de ces parties, en leur expliquant les usages auxquels elles sont destinées. On conçoit que plus l'attention se porte vers ces organes, et plus il est facile de les exciter ; car l'attention consacrée à un objet est un stimulant aussi puissant qu'un contact extérieur. Je pense qu'on ne doit pas parler du rapprochement des sexes aux jeunes gens avant qu'ils aient atteint l'âge de dix-neuf ans. Il ne faut pas leur faire connaître un acte pour lequel ils n'ont point encore d'organes avant le temps fixé par la nature.

On aura soin également d'éloigner d'eux les pièces de théâtre, les romans et les poésies qui traitent de sujets érotiques. Il faut écarter tout ce qui est propre à enflammer l'imagination et à la porter vers cet ordre d'idées. Ainsi, par exemple, la lecture de quelques anciens poëtes, et l'étude de la mythologie, peuvent devenir très-dangereuses pour certains enfants. Il vaudrait mieux commencer leur instruction par l'histoire naturelle, la botanique, la zoologie, l'économie, etc. Ces objets ne font point naître dans l'esprit d'idées contraires au vœu de la nature, et elles entretiennent, au contraire, dans toute sa pureté l'instinct naturel, qui en est le plus puissant de tous les préservatifs.

7° On veillera scrupuleusement à ce que les servantes, les domestiques, en un mot toutes les personnes qui entourent les enfants, ne fassent point éclore en eux le germe de ce penchant, comme il leur arrive souvent de le faire, même sans intention coupable. Je sais des enfants qui ont contracté l'habitude de l'onanisme, uniquement parce que leurs bonnes, pour les endormir, ou pour les apaiser quand ils jetaient des cris, ne connaissaient pas de meilleur moyen que celui de jouer avec leurs parties naturelles. C'est pourquoi il ne faut jamais faire coucher plusieurs enfants dans le même lit.

8° Lorsque ce malheureux penchant se déclare, malgré toutes les précautions qu'on a prises, on doit commencer par examiner si ce n'est pas plutôt une maladie qu'un vice, circonstance à laquelle la plupart des maîtres font trop peu d'attention. Toutes les maladies qu'accompagne une excitation particulière et extraordinaire des viscères du bas-ventre, lorsqu'il s'y joint un certain degré de sensibilité, sont les principales causes qui font naître le goût de l'onanisme. L'expérience démontre que tel peut être le résultat, par exemple, des affections vermineuses, des scrofules, du carreau et de la pléthore abdominale, produite, soit par un régime trop échauffant, soit par une vie trop sédentaire. Dès qu'on soupçonne une pareille origine au penchant qui inspire de si justes appréhensions, il faut toujours commencer par éloigner la cause matérielle et diminuer l'excitabilité du système nerveux. Cette méthode suffira pour guérir l'enfant.

RÈGLES HYGIÉNIQUES

POUR LES MILITAIRES.

Tous les corps qui sont mis en rapport avec les organes du soldat peuvent influer sur sa santé et la déranger, s'ils agissent par une excitation trop forte et mal dirigée; de même les fonctions, lorsqu'elles sont outrées, diminuées ou perverties, occasionnent une foule de maladies.

Je vais exposer succinctement, dans les six articles suivants, les causes principales des maladies des hommes de guerre.

I. *Des choses qui sont autour du corps.*

1° La *lumière* occasionne des ophthalmies, lorsqu'elle est vivement réfléchie par le sable ou la neige. On affaiblit ses fâcheux effets par l'emploi des lunettes vertes, dont l'usage a préservé l'armée française en Russie de la poussière, des rayons solaires et de la réfraction de la neige.

2° L'*air sec* et salubre donne du ton et de l'énergie; l'*air humide* occasionne le relâchement, et dispose aux affections de poitrine; il se charge plus aisément des miasmes morbifiques, et favorise la contagion. Lorsqu'on est forcé de camper dans des lieux humides et marécageux, il faut allumer une plus grande quantité de feux, brûler des substances aromatiques, couvrir les soldats de leurs capotes, et faire une distribution de liqueurs fortes.

Il faut, près de ces marais, contraindre les soldats qui ne sont point de service à rentrer dans leurs logements au coucher du soleil; car, alors, les émanations marécageuses nuisibles sont en plus grande abondance.

Le passage subit du froid au chaud produit des irritations gastriques, et peut déterminer la désorganisation des tissus des organes.

Le passage du chaud au froid peut produire les plus grands désordres, surtout dans les organes pulmonaires et les articulations.

Le froid au-dessous de dix jusqu'à vingt-huit degrés, tel que celui qui a assailli les grandes armées détruites en Russie, cause un spasme suivi d'engourdissement, avec penchant irrésistible au sommeil; la vie ralentit son cours, et le soldat semble s'éteindre. Il est dangereux alors de s'approcher subitement du feu, et de boire trop d'eau-de-vie. Lorsque l'armée française passa à Kowno, un immense magasin d'eau-de-vie fut livré au pillage : le soldat en abusa, et des milliers de cadavres furent trouvés par l'armée russe. Il faut craindre de se livrer au sommeil pendant ce froid, qui n'est pas moins dangereux dans les contrées méridionales que dans les régions du nord. En 1808, on a trouvé beaucoup de soldats gelés dans les montagnes de Guadarama, aux environs de Madrid.

Dans les grandes chaleurs, les fibres musculaires paraissent être dans un relâchement total; mais, par le fait, il se déclare souvent des irritations gastro-intestinales, dont la faiblesse musculaire est un symptôme. Les boissons spiritueuses, dont alors les soldats font un fréquent usage, peuvent produire les plus grands maux; la limonade, pour les sujets irrités, et le grog, qui se compose d'une partie d'eau-de-vie sur six parties d'eau, pour ceux qui ne le sont pas, sont les boissons les mieux appropriées; les bains froids, après le coucher du soleil, sont aussi, dans ce cas, très-convenables.

3° Les *habitations* des soldats sont des casernes en temps de paix, des camps et des casemates pendant la guerre.

Les casernes doivent être situées dans un terrain sec, élevé, bien aéré, exposées à l'est ou au midi; les fenêtres doivent être directement opposées, pour faciliter le renouvellement de l'air; les fosses d'aisance seront placées aux extrémités; le rez-de-chaussée sera inhabité ou servira d'écuries. Les casernes de cavalerie doivent être dans le voisinage d'une rivière ou d'un ruisseau. Il faut entretenir la plus grande propreté dans les écuries, placer les tas de fumier sur un terrain bien battu, et les enlever fréquemment.

Les fenêtres seront ouvertes pendant le jour : les

viandes cuites ou crues y seront exposées. On doit proscrire l'huile à brûler et le charbon demi-allumé; on défendra de laisser séjourner les matières fécales dans les chambres.

Les casemates doivent avoir des ventilateurs de distance en distance : il faut y dégager du gaz acide muriatique, ou chlore.

Quant aux camps, il est presque toujours impossible de choisir la situation comme on le voudrait; on est obligé de se conformer aux dispositions militaires. Cette situation est telle qu'on peut le désirer, si le lieu est sec et élevé, éloigné des eaux stagnantes et des émanations nuisibles. Les fosses d'aisance seront établies à mille pas en avant du camp; tous les jours, des hommes de corvée doivent recouvrir les matières d'une couche de terre, et on doit les combler lorsqu'elles sont à moitié pleines. C'est à la même distance que seront tués les animaux qui doivent servir à la nourriture des soldats, et il est important d'en enfouir tous les jours les débris.

II. *Des choses qui sont appliquées à la surface du corps.*

Les vêtements doivent être le moins pesants possible, pour ne pas fatiguer et gêner la marche. Dans les pays froids, il serait à désirer qu'ils fussent faits avec des matières peu conductrices du calorique, c'est-à-dire d'une couleur plus foncée, et qu'ils fussent justes au corps et serrés. Dans les climats chauds, ils seraient légers, peu colorés, et très-larges; ils ne devraient jamais gèner, ni nuire à la promptitude des mouvements que les militaires sont obligés d'exécuter : par exemple, les ceintures et corsets des Russes sont fort dangereux, gênent la circulation et les fonctions.

Lorsqu'on se sert de peaux, il vaut mieux tourner le poil du côté du corps, pour conserver davantage la chaleur.

Lorsque les nuits sont fraîches, il est indispensable de se bien couvrir, pour éviter les dérangements de la transpiration arrêtée, etc.

Les habits qui croisent sont préférables aux autres : le collet ne doit pas être trop serré; les pantalons et demi-guêtres sont préférables aux culottes courtes et guêtres entières, qui pressent au-dessus ou au-dessous du genou. Tous les soldats devraient avoir des gants en hiver, tant pour éviter les gerçures, que parce qu'ils sont souvent dans l'impossibilité de manœuvrer leur arme avec des mains engourdies.

La chaussure doit être aisée, solide, et impénétrable à l'eau.

La giberne doit être assujettie sur la hanche droite par une patte de buffle.

Les sacs de toile que les soldats doivent avoir dans leur havresac leur sont d'une utilité incalculable, pour les vivres, et pour ne pas coucher immédiatement sur la terre, au bivouac.

Il serait dangereux de laisser sécher sur le corps des habits mouillés.

Les chirurgiens des corps doivent s'assurer, par des visites fréquentes, de la propreté des soldats. La malpropreté peut propager la gale, la dyssenterie, le scorbut, la plique, etc.; les soldats doivent changer de linge et se laver les pieds au moins tous les huit jours, et, en route, à chaque séjour.

Les bains sont très-utiles dans les eaux courantes sur un lit de sable, au levant; il faut éviter d'en prendre après le repas et lorsque le corps est en sueur : ils sont nuisibles au lever du soleil, et longtemps après son coucher, souvent mortels au moment de la fatigue et de la chaleur.

En général, il ne faut pas faire baigner les soldats immédiatement après l'exercice, ni après une longue marche.

Le moment le plus favorable pour le bain est un peu avant le déjeûner, ou un peu avant le coucher du soleil.

Les soldats doivent aller au bain sous la conduite d'un officier ou d'un sous-officier; à cet effet, l'heure où les baigneurs devront se rassembler est indiquée aux compagnies.

Pendant l'hiver, les bains seront remplacés par des lotions qui auront lieu en tout temps pour les pieds.

Les frictions sèches devant le feu sont très-convenables en tout temps.

Les onctions huileuses doivent être rejetées, à cause de la malpropreté qui en résulte.

III. *Des choses qui sont introduites dans le corps par les voies alimentaires.*

Le pain et les viandes de bœuf et de mouton, les pommes de terre, les carottes, les haricots, les navets, sont les aliments le plus en usage chez le soldat. Le pain de munition doit renfermer trois quarts de froment avec un quart de seigle; cette proportion est la plus avantageuse pour la nourriture du soldat. La ration de pain doit être d'une demi-oque (640 grammes) ordinairement; mais pour les jeunes gens dont l'accroissement n'est pas terminé, et pour certains soldats voraces, cette quantité ne suffit pas.

La ration de viande doit être de cent drachmes (320 grammes). Il serait essentiel de s'assurer que les animaux que l'on tue ne sont atteints d'aucune maladie, et que la viande n'est pas corrompue.

Dans les places assiégées, on est obligé de fournir du bœuf salé ou fumé, ainsi que du poisson; ces substances conviennent bien moins au soldat que les viandes fraîches, et occasionnent souvent le scorbut et des maladies de peau.

Les végétaux et les assaisonnements acidulés sont très-utiles dans les pays chauds; ils rafraîchissent et détruisent la prédisposition aux inflammations; mais il faut en user sobrement.

Les fruits verts seront défendus avec sévérité; ils occasionnent la diarrhée, la dyssenterie et autres irritations du canal digestif.

L'eau est la boisson la plus salutaire pour le soldat; mais il ne faut pas qu'elle soit prise en trop grande quantité, surtout pendant les marches et la chaleur; car elle donne alors de fréquentes indigestions, et même la diarrhée et la dyssenterie.

Les chirurgiens militaires sont souvent consultés par les chefs de corps ou d'administration, pour savoir si l'eau que les soldats doivent employer est bonne à boire : il suffit de procéder à l'épreuve par la dégustation et la dissolution du savon. Si l'eau n'a point de saveur désagréable et qu'elle dissolve parfaitement le savon, elle convient aux usages des soldats; dans le cas contraire, elle doit être sévèrement proscrite.

Il serait utile de faire des distributions de vinaigre pour mêler à l'eau pendant les grandes chaleurs. Autrefois les Romains avaient cette coutume : le vinaigre mêlé à l'eau ne débilite pas, comme l'ont avancé certains médecins militaires.

Le vin convient aux soldats, mais il est très-nuisible pris en excès.

En Espagne et en Portugal, pendant les années 1810 et 1811, il a régné des dyssenteries qui se propageaient d'une manière horrible chez ceux qui faisaient abus du vin.

L'eau-de-vie convient aux soldats le matin, lorsqu'il fait très-froid; pendant les chaleurs, ils peuvent encore en faire usage en en mêlant une portion avec six ou sept portions d'eau. C'est ainsi que les Anglais font le grog que nous avons cité plus haut.

IV. *Des excrétions.*

Les transpirations cutanées et pulmonaires, les déjections alvines et urinaires, et les évacuations spermatiques trop abondantes, causent l'amaigrissement et la faiblesse musculaire; leur diminution cause des inflammations viscérales; leur suspension est très-grave, surtout en raison de leur ancienneté et de leur quantité.

On entretient la sécrétion des urines par les acides végétaux, les sels alcalins; les évacuations alvines sont entretenues par l'usage des végétaux, l'abstinence des épices, et l'exercice après le repas.

La transpiration se rétablit par les bains, les frictions, des boissons chaudes et aromatiques. En général, aucune évacuation habituelle ne doit être interrompue.

V. *De la locomotion.*

Lorsque les exercices du soldat ne sont pas proportionnés aux forces et à la constitution physique, ils produisent des maladies.

Les soldats qui ont moins de vingt ans résistent difficilement aux fatigues de la guerre.

Dans la campagne d'été de 1809, en Allemagne, l'armée des provinces du nord et de l'ouest, marchant sur Vienne à grandes journées, avait rempli tous les hôpitaux qui se trouvaient sur sa route, parce que la moitié des soldats se composait de jeunes gens au-dessous de vingt ans, levés prématurément; tandis qu'en 1805, l'armée partie des côtes de l'Océan, composée toute de soldats au-dessus de vingt-deux ans, et qui avaient deux ans de service, arriva à Austerlitz, après une marche rapide de quatre cents lieues, sans avoir laissé de malades en route.

L'exercice est salutaire; il développe les facultés physiques et empêche de contracter une foule de maladies. Il est dangereux de faire succéder un repos subit et absolu aux grandes fatigues, la gastro-entérite s'ensuit ordinairement.

Les soldats arrivant en garnison fournissent plus de malades dans les premiers mois de repos.

On devrait éviter, autant que possible, l'exercice du soldat au milieu du jour pendant les chaleurs de l'été. Les exercices d'armes ne doivent pas se prolonger au-delà de deux heures le matin : autant le soir.

Dans les grandes manœuvres, on ne doit pas laisser le soldat au-delà de six heures sous les armes, et dans ce cas les colonels devraient faire distribuer pendant le repos de l'eau-de-vie aux soldats dans l'hiver, et du grog ou de l'oxycrat pendant la chaleur.

Les factions, qui sont ordinairement de deux heures chacune, ne devraient être que d'une heure dans les grands froids et dans les fortes chaleurs; car on a vu la mort arriver fréquemment, pour ne pas s'être conformé à ces dispositions.

Dans les corvées, il vaut mieux occuper le soldat

souvent que de lui imposer un travail excessif pour le laisser ensuite livré à l'oisiveté.

Dans les journées de marche, on doit observer de faire une halte de cinq minutes toutes les heures, et à moitié chemin une grande halte d'une ou deux heures pour attendre les traînards, et laisser reposer la troupe. Si la journée est très-forte, il convient de faire deux grandes haltes. Il doit y avoir un jour de repos au moins tous les cinq jours. Si l'on n'est pas arrivé au gîte avant midi, il faut faire en sorte que la grande halte ait lieu pendant le fort de la chaleur et la faire à l'ombre, s'il se peut au fond d'un bois; car, dans les marches prolongées, on a vu souvent en Espagne les soldats français tomber dans les rangs, frappés d'une apoplexie foudroyante.

Le départ doit avoir lieu, en hiver comme en été, au point du jour. Si le froid est très-rigoureux, il faut bien avoir soin que les hommes qui paraissent engourdis ne restent pas en arrière pour se coucher; c'est ainsi que la plupart des soldats français de l'armée de 1812, en Russie, mouraient en croyant s'endormir. Il faut aussi recommander à ces soldats de ne pas s'approcher subitement du feu; et si quelques parties du corps semblaient avoir perdu le mouvement, il faudrait la faire frotter doucement avec de la neige ou de l'eau à la glace, et lui faire recouvrer ainsi le mouvement et un peu de chaleur avant de l'approcher du feu.

Pendant les averses qui peuvent survenir en route, il faut, si on le peut, faire mettre les soldats à l'abri. Si leurs habits ont été traversés par la pluie, les haltes doivent être courtes, afin que les vêtements ne se refroidissent pas sur le corps, et qu'ils arrivent promptement au gîte, pour pouvoir se sécher et changer de linge.

VI. *Des perceptions.*

Une seule parole, un seul cri, un seul geste, peut inspirer le courage et l'effroi à une armée nombreuse : témoin l'armée française à la bataille de Waterloo.

Les affections tristes jettent le corps dans le relâchement et altèrent la santé; elles portent une influence marquée sur les organes digestifs et y occasionnent des irritations.

La haine est rare dans les régiments; mais la jalousie y est très-commune, et devient une cause fréquente de maladies, surtout d'affections gastro-cérébrales.

La *nostalgie* est un désir violent de revoir son pays. Cette maladie est surtout assez fréquente dans une armée qui se compose de jeunes gens que la conscription arrache du sein de leurs familles et de leurs plus chères affections. La discipline du corps, l'obéissance à laquelle les soldats sont astreints, les punitions, le changement de nourriture et de climat, contrastent singulièrement avec la liberté dont ils jouissaient auparavant.

Il n'en est pas de même des soldats russes, qui, nés dans l'esclavage, se trouvent mieux de l'état de soldat, surtout lorsqu'ils sont en pays étranger.

Il faut éviter tout ce qui pourrait rappeler aux nostalgiques leur pays natal, surtout lorsqu'ils sont isolés. Il convient de les occuper sans cesse, et de rechercher tous les moyens qui pourraient les distraire.

Il est des jeunes gens qui se sont engagés par suite d'un amour malheureux, par des séductions, et qui regrettent bientôt leur détermination précipitée. Il est important de les mettre dans les compagnies où se trouvent des jeunes gens du même pays; on a retiré des effets très-salutaires de cette mesure, parce qu'ils se consolent mutuellement, et peuvent s'entretenir de leurs affections; au contraire, ceux qui se trouvent tout à coup placés au milieu d'étrangers, ne rencontrant plus les mêmes habitudes, et souvent ne parlant pas la même langue, deviennent tristes, taciturnes; ils ne forment pas de liaisons avec leurs nouveaux camarades, et restent peu affectionnés à leurs drapeaux.

Les soldats s'attachent ordinairement à un capitaine qui paraît prendre soin de leur habillement, de leur nourriture et de tout ce qui les concerne : ses volontés sont des ordres auxquels les soldats ne manqueront jamais d'obéir; tandis que le chef qui paraît ne leur porter aucun intérêt, n'a que des soldats insouciants, mal tenus, et auxquels on ne peut rien faire faire que par les menaces et les punitions.

DE LA PESTE.

La peste est une maladie éminemment meurtrière; elle résulte de l'introduction dans le corps vivant de miasmes spéciaux dont l'essence nous est inconnue, lesquels, après un séjour plus ou moins long, produisent, dans le plus grand nombre de cas, des exanthèmes, des bubons, des charbons accompagnés d'un grand désordre dans toutes les fonctions; ils altèrent toutes les humeurs, et de là résulte la multiplication à l'infini des premiers miasmes reçus.

Je vais examiner dans ce chapitre : 1° quelles sont les causes de la peste; 2° si elle est contagieuse, transportable; 3° quels sont les moyens prophylactiques, soit généraux, soit particuliers; 4° enfin, je parlerai des lazarets.

I. *Causes et origine de la peste.*

M. Pariset, dans son mémoire sur la peste qu'il a lu à l'Académie de médecine, en 1837, démontre avec des preuves bien concluantes, que la peste est originaire de l'Égypte et particulièrement du Delta, par la corruption des cadavres trop peu profondément enterrés dans l'Égypte, corruption rendue plus active par la chaleur du climat et les débordements du Nil; il agite aussi la question si l'embaumement des corps dont les anciens Égyptiens faisaient usage, n'avait pas pour but de prévenir le développement de la peste; si l'abandon de cette coutume n'en serait pas la première cause. Fodéré pense aussi que cette contrée a été de tout temps le foyer des miasmes pestilentiels, en raison de son peu d'élévation, de son mode de culture, des inondations du Nil, de la négligence de toute mesure d'hygiène publique et des marais formés par les terres qu'apporte le Nil à ses embouchures. Desgenettes pense que la peste n'est endémique que dans l'Égypte inférieure et le long des côtes de la Syrie, d'abord parce qu'elle y règne depuis des siècles, et ensuite parce qu'elle y a été observée cent fois, dans cent lieux qui n'avaient eu entre eux aucune espèce de communication.

La peste est le fléau des nations qui méprisent les lumières de la civilisation. Ses causes sont tout ce qui peut vicier l'air, tout ce qui peut léser les organes digestifs, supprimer les fonctions de la transpiration. Desgenettes a remarqué, dans la peste d'Égypte, que les sujets exposés à de brusques passages de la chaleur la plus forte à une température plus basse, tels que les forgerons, les boulangers, les cuisiniers, contractaient plus facilement la peste, ainsi que les hommes adonnés aux femmes ou à l'eau-de-vie, ainsi que les nègres et les Syriens attachés à l'armée.

Relativement aux temps de l'année où règne la peste, elle se développe, dit Desgenettes, en Égypte, généralement dans une saison déterminée; mais il y en a des exemples à toutes les époques de l'année : les vents du sud, l'air chaud et humide en favorisent le développement, si toutefois ils ne le produisent pas seuls : les vents du nord, les extrêmes du froid et du chaud la font cesser presque entièrement.

II. *Contagion de la peste.*

Le témoignage du plus grand nombre des observateurs démontre que la peste est contagieuse, c'est-à-dire transmissible par le contact, soit du sujet lui-même, soit de ce qui le touche ou l'avoisine. Ils se fondent sur les raisons suivantes :

1° Elle est contagieuse par le contact des malades, car les infirmiers, les garde-malades, les parents qui en tiennent lieu, les gens de l'art, contractent la maladie plus vite que les autres personnes, et périssent en plus grand nombre dans le cours d'une épidémie.

2° Elle est contagieuse, parce que les hommes chargés d'ouvrir les ballots où règne la peste, meurent souvent à l'instant même où ils se livrent à ce travail.

3° Elle est contagieuse, parce qu'il suffit de ne pas toucher les pestiférés ni leurs effets, quoique d'ailleurs en restant près d'eux, pour ne pas contracter la maladie.

4° Elle est contagieuse, parce que l'isolement en préserve à coup sûr, et parce qu'il suffit de la largeur d'une simple table entre un pestiféré et un homme sain, d'un fossé entre une tente où règne la peste et une autre où elle ne règne pas, pour que la transmission n'ait pas lieu.

5° Elle est contagieuse, car il suffit de porter des habits enlevés à des pestiférés pour le devenir soi-même.

6° Enfin, elle est contagieuse, puisqu'on s'en préserve en évitant le contact de tout pestiféré et de tout effet qu'il a touché.

La peste, dit Desgenettes, est éminemment contagieuse, mais les conditions de la transmission de cette contagion ne sont pas plus exactement connues que sa nature spécifique. Le corps animal, dans la chaleur et plus encore dans la moiteur fébrile, a paru la communiquer plus facilement. On a vu la contagion cesser en passant d'une rive du Nil à l'autre ; on a vu un simple fossé fait en avant d'un camp en arrêter les ravages; et c'est surtout sur des observations de ce genre qu'est fondé l'isolement dont on a tiré tant d'avantages.

Il est d'observation constante qu'en s'isolant, en se retirant dans une maison, et ne communiquant plus avec le reste de la ville ou de la campagne, on se préserve de la peste, alors même qu'elle sévit avec la plus grande fureur. Les consuls des puissances européennes en Asie et en Afrique ne s'en préservent que par ce moyen qui est infaillible. A Constantinople, la peste ne sévit que sur les indigents, et elle épargne les Francs qui s'isolent. En 1720, le transport des cadavres fit périr, à Marseille, tous les hommes chargés de leur inhumation; il n'en fut pas de même en Égypte, pendant l'occupation française; ainsi, malgré la propriété éminemment contagieuse de la peste, il est cependant des exceptions très-remarquables. C'est ainsi que Desgenettes, invité par un pestiféré, une heure avant sa mort, à boire dans son verre un potion de son breuvage, n'hésita point à lui donner cet encouragement : honneur à ce cœur magnanime, qui risque sa vie pour donner un instant d'espoir à un moribond !

Les chirurgiens de Marseille et ceux d'Égypte, qui pansaient les bubons et les charbons, ne moururent pas tous; Larrey n'a point péri, quoiqu'il ait un jour enlevé de ses propres mains des pestiférés qui l'empêchaient d'arriver à quelques blessés réclamant ses soins à grands cris. Devant Acre, Desgenettes se trouva fréquemment obligé de nettoyer l'espèce de souterrain fangeux où les pestiférés étaient étendus sur des joncs, c'est-à-dire, de ramasser les haillons, les sacs, les baudriers, les chapeaux ou les bonnets à poil des morts, pour les jeter lui-même au feu qu'il faisait allumer à cet effet derrière l'hôpital; averti par l'infection et par la lassitude (il était obligé de se tenir à genoux), il fut souvent forcé d'interrompre jusqu'à trois fois sa visite pour aller prendre l'air au dehors.

Quelques médecins croient aujourd'hui, comme jadis, que la peste n'est pas contagieuse; après un long séjour à Constantinople, Brayer est arrivé à partager cette opinion. Il est difficile de décider si cette différence de sentiment provient seulement de la variété des jugements humains, ou si elle est fondée sur des faits qui peuvent faire douter de la contagion. Depuis quelques années, la question de la transmission des maladies agite tous les esprits: quoi qu'il en soit, je conseille à tout médecin tenté de ne pas croire à la contagion de la peste, de lire la relation de celle de Marseille, en 1720; infailliblement il restera convaincu par cette lecture de la nécessité de maintenir les lois sanitaires établies ou rendues plus sévères à l'occasion de cet horible désastre.

III. *Moyens prophylactiques de la peste.*

Le chagrin, la tristesse, la crainte, disposent à contracter la peste, à déterminer des accidents cérébraux semblables à ceux qu'on observe dans cette maladie; nul doute que dans les temps de peste, son auxiliaire le plus puissant ne soit la crainte de la contracter, la peur de mourir; mais elle frappe aussi les plus intrépides. En lui opposant le calme d'un esprit qui ne craint pas la mort, on diminue seulement les chances de la contrater. Ce n'est donc pas un courage aveugle, mais une fermeté raisonnée qu'il faut déployer dans les épidémies pestilentielles; il ne faut pas se dire : *La peste fuit les braves*, mais prendre son parti en homme de cœur, dévoué à l'humanité, sur le danger imminent que l'on court, et se résigner d'avance à subir avec calme le fléau; autrement, on est exposé à perdre toute force d'esprit, si l'on vient à contracter le mal sur lequel on s'étourdissait. Connaître toute l'étendue du danger, l'envisager, et s'y livrer de sang-froid, parce que le devoir l'ordonne, voilà le vrai courage : ce fut celui des Desgenettes et des Larrey.

Cet état de l'âme, la propreté, les bains froids, les lavages à l'eau froide, le soin de changer en rentrant chez soi les habits que l'on porte en ville, et de faire cet échange en exposant immédiatement à l'air libre, et pendant la nuit, celui qu'on quitte; une attention scrupuleuse à ne rien toucher hors de sa propre maison; le soin de n'y laisser entrer personne et de n'y recevoir que des vivres; la sobriété, un sommeil ni trop, ni trop peu prolongé, l'abstinence du coït, ou du moins une grande modération dans cet acte; enfin, l'isolement complet autant qu'il est possible, tels sont les seuls préservatifs de la peste dans lesquels on doive avoir confiance. Les élixirs, les toniques, les excitants, disposent plutôt qu'ils ne préservent de la peste. Les exutoires, les écoulements, les dartres, les ulcères, les plaies en suppuration, la gale et les maladies vénériennes ne préservent nullement de la peste, quoi qu'on en ait dit à cet égard. La vaccine non plus n'a aucun empire sur cette maladie.

L'instinct de la conservation porte les habitants de tout lieu où règne la peste, à s'enfuir; il est assez inutile d'en donner le conseil. Celui qui peut prendre ce parti en raison de son indépendance, de sa fortune, ou même de sa pauvreté, doit, s'il est sage, n'emporter que fort peu d'effets avec lui, changer ceux qu'il porte en arrivant dans le pays où il se croit en sûreté, ou du moins les faire laver avec soin, et les exposer à l'air aussi longtemps que possible.

Les autorités des contrées qui environnent un endroit ravagé par la peste doivent faire un devoir indispensable de cette mesure à toutes les personnes qui en arrivent; elles doivent même faire plus : elles doivent les placer dans un lieu d'observation où elles ne communiquent, en aucune manière, avec les habitants du pays demeuré sain. Il faut encore que les personnes qui arrivent d'un pays pestiféré ne soient pas toutes réunies et confondues, de telle sorte qu'elles contractent la peste de ceux de leurs compagnons de fuite, chez lesquels il en existe ou s'en développe quelque symptôme. Ce dernier principe est-il observé dans les lazarets? Relativement aux effets, aux marchandises, aux voitures, aux vaisseaux provenant des pays où règne la peste, la prudence exige qu'ils soient exposés à l'air, lavés à l'eau froide, ou même brûlés, selon les circonstances, toujours graves, impérieuses, dans le cas où il s'agit de se préserver d'un si terrible fléau.

Relativement aux personnes qui, par état, doivent rester dans le lieu où règne la maladie, il faut considérer l'autorité et les ministres des autels, qui doivent suivre les inspirations de la morale religieuse la plus épurée.

Les membres de l'autorité qui fuient la peste, sont des personnes qui ne cherchent que leur propre intérêt, qui, ne voulant de la société que ses avantages, désertent leur poste à l'instant où ils doivent resserrer le lien social que la terreur s'apprête à dénouer. Assurer les subsistances, faire les fonds nécessaires aux circonstances extraordinaires qui se présentent; former un conseil de salubrité, composé en parties égales de médecins et d'administrateurs; assurer par l'exemple, par la persuasion, par l'argent, et même par la force, l'exécution des mesures de salut indiquées par ce conseil : tels sont les devoirs de l'autorité; en outre, il faut qu'elle préside en personne à l'exécution de ses ordonnances; un des médecins, membre du conseil, doit s'y montrer également, afin d'y porter le coup d'œil observateur d'un homme de l'art, et de saisir certaines circonstances qui pourraient échapper aux magistrats.

Le conseil devra être permanent, ou du moins s'assembler tous les jours. Ses devoirs sont :

Diviser la ville en un certain nombre de quartiers, et assigner à chacun un ou plusieurs médecins, selon que ceux-ci sont plus ou moins nombreux ;

Ordonner que tout médecin lui rende compte, par écrit, chaque soir, du nombre des malades qu'il a visités, de ceux qui lui paraissent atteints de l'épidémie, du degré d'intensité auquel, suivant lui, elle est arrivée, et des moyens qui lui paraissent devoir être pris dans le quartier qui lui est assigné ;

Établir une maison de santé dans chaque quartier, non-seulement pour les indigents, mais encore pour les riches; en établir deux ou davantage, s'il est nécessaire : pour cela on prendra les magasins, les ateliers, les hôtels garnis et même les casernes; les soldats inutiles à la police seront mis au bivouac; les pestiférés seuls seront admis dans ces maisons.

Des visites domiciliaires seront faites, afin de s'assurer que des pestiférés ne sont point gardés dans les maisons particulières.

Quant à l'autorité supérieure centrale, éloignée plus ou moins du lieu ravagé, son devoir sera d'envoyer tout de suite des médecins, des vivres en abondance, des médicaments et de l'argent; car, dans une ville où règne la peste, il faut que le pauvre soit bien nourri, bien vêtu, bien soigné, pour l'intérêt même des riches et des populations voisines. Ce n'est qu'en assurant, par tous les sacrifices, des subsistances et des soins aux malheureux habitants exposés à un si terrible fléau, qu'on acquiert le droit de former autour d'eux, un cordon qui comprenne l'espace le plus étendu possible de terrain, afin de s'opposer à leur émigration, qui pourrait devenir funeste aux contrées environnantes.

En somme, l'autorité devra toujours avoir en vue d'isoler, le plus possible, les habitants les uns des autres, et les confiner dans leurs maisons; elle leur fera remettre des provisions; elle désignera des pourvoyeurs chargés de les ravitailler, et défendra les assemblées nombreuses, dans lesquelles la peste sévit avec plus de fureur que jamais; elle devra d'ailleurs, autant que possible, présenter au peuple l'espoir que l'épidémie cessera promptement d'être meurtrière, si l'on se conforme aux mesures indiquées. Tout en reconnaissant, en annonçant même que la maladie est contagieuse, elle niera hautement que ce soit la peste, imitant en cela la profonde sagacité de Desgenettes, afin d'éviter l'impression funeste que produit ce mot sur des hommes qui s'en voient menacés. Quand les choses sont déjà si horribles, que du moins les mots ne viennent pas ajouter leur terrible influence!

Tout local dans lequel se trouve un ou plusieurs pestiferés doit être maintenu bien aéré et très-propre; c'est le cas de se conformer avec la plus rigoureuse exactitude aux mesures nécessaires dans tout lieu renfermant des malades.

Il faut bien que les personnes qui leur donnent les premiers soins, les chirurgiens qui les pansent, touchent les malades; ajoutons qu'il est du devoir du médecin de leur tâter le pouls; comment saura-t-on jamais le traitement convenable à cette maladie, si l'on s'abstient d'interroger l'état de la circulation? Le médecin pourra d'ailleurs ne toucher le bras qu'avec le doigt indicateur et le médius, et se laver avec de l'eau froide immédiatement après; il évitera de respirer directement l'air expiré par le malade, la vapeur qui s'élève de son lit, surtout à l'instant où il se découvre; il palpera le bas-ventre avec la main recouverte d'un taffetas. Pourquoi serait-il moins courageux que le chirurgien, qui va sous les boulets, au milieu des balles, sur un terrain miné, étancher le sang des blessés ? Il est vrai que l'ingratitude est souvent la récompense du dévouement ; mais la patrie n'est pas plus reconnaissante pour l'obscur soldat qui, loin de tous les yeux, immole sa vie à son devoir, alors qu'il pourrait fuir sans s'exposer à la honte, au déshonneur.

Lorsqu'un médecin soupçonne que la peste règne dans une ville, il est de son devoir d'en avertir sur-le-champ l'autorité, mais l'autorité seulement ; et l'autorité prendra les mesures indiquées.

Pour les moyens prophylactiques particuliers à chaque individu, la première mesure c'est l'isolement des individus sains. Il paraît positif que l'air libre et renouvelé ne peut se charger des principes contagieux. Nous avons déjà répété, d'après Desgenettes, qu'un simple fossé fait en avant d'un camp, avait arrêté les ravages de la peste. A Marseille, la maladie ne pénétra pas dans certains couvents où l'isolement avait été complet.

Les passants doivent éviter de s'approcher dans les rues. Il faut, en temps de peste, éviter toutes les réunions publiques. On ne devra porter que des vêtements faits d'étoffes les moins propres à retenir les principes contagieux ; ce sont celles qui sont composées de lin et de chanvre, et dont le tissu est très-serré. Les surtouts de taffetas ciré ont été recommandés avec raison. Les vêtements devront être souvent lavés, immergés, exposés aux fumigations et au serein.

Si le devoir exige que l'on entre dans la chambre d'un pestiféré, on fait préalablement ouvrir les fenêtres ; on répand des vapeurs de chlore; on évite d'y faire un long séjour, de s'approcher trop du malade, de respirer son haleine, de s'asseoir, et, en général, de toucher les objets contenus dans l'appartement. Si l'on a eu contact, soit avec le malade, soit avec les corps qu'il a touchés ou qui ont pu recevoir ses émanations, on ne négligera pas de se laver les mains, et on donnera la préférence, pour ce lavage, à une solution, soit de chlorure de chaux, soit de sel marin ; enfin, on se hâtera, aussitôt que l'on sera sorti, de changer de vêtements, et de se laver à grande eau toute la surface du corps.

La seconde mesure, ce sont les moyens dits préservatifs. Il faut placer en tête les frictions huileuses. Dans une armée où la peste enleva en Égypte une grande quantité d'hommes, il n'y eut pas d'exemple qu'un porteur d'huile fut attaqué de cette maladie. On a observé la même chose à Tunis, et c'est ce qui a suggéré la première idée d'employer l'huile comme préservatif et comme remède. Les frictions huileuses sont maintenant approuvées et généralement pratiquées à Constantinople et à Smyrne. On a conseillé en outre le vinaigre des quatre-voleurs, de mettre un morceau de camphre dans la bouche, de broyer du tabac entre les dents, de porter des chemises qui seraient faites d'étoffes imperméables et collantes sur la peau. On a préconisé le quinquina, le poivre à l'intérieur, les bains de mer, les exutoires, les purgatifs, les saignées, etc. Aucun de ces moyens, dont plusieurs sont ridicules, dont d'autres sont dangereux, n'a été employé avec succès. Le meilleur préservatif consiste à éviter tous les excès, et à suivre un régime doux et modéré.

IV. *Des lazarets.*

Les lazarets sont des lieux où l'on transporte les individus et les objets qu'on veut isoler. Là on guérit les pestiférés, et on observe les individus soupçonnés de pouvoir le devenir, jusqu'à ce qu'on ait acquis la certitude qu'ils ne le deviendront pas. Là, aussi, on soumet les choses suspectes aux différents genres de purification. Les lazarets doivent donc, pour atteindre leur but, être complétement isolés et très-sûrs, suffisamment spacieux, et placés dans une localité parfaitement saine. Le temps pendant lequel on y subit l'isolement, s'appelle *quarantaine*.

On sait que tous les vaisseaux qui arrivent dans les ports, ne peuvent être soumis avec une rigidité égale et pendant le même espace de temps à ces mesures préventives. On a imaginé, pour se diriger à cet égard, de faire délivrer aux navires, par les consuls des ports d'où ils partent, une patente indicative, et de la nature de la cargaison, et du genre des rapports qu'elle a eus, ainsi que de l'équipage, avec les foyers d'infection. Dans la patente nette, il est dit que la santé est bonne, sans soupçon de peste ni de maladie contagieuse. Dans la patente *touchée*, il est dit que la santé est bonne, sans aucun soupçon de peste ni de maladie contagieuse; mais qu'il arrive dans le lieu où elle a été délivrée, des bâtiments partis d'un lieu infecté, mais dont l'équipage jouissait d'une bonne santé. Par patente *soupçonnée* on entend celle qui exprime qu'il règne dans le pays une maladie avec caractère de malignité, qui se communique dans les familles, et que l'on soupçonne pestilentielle : ou bien qu'il y a libre communication avec les caravanes et les marchandises qui viennent *de* lieux où il y a peste ou autre maladie contagieuse, telle que la fièvre jaune d'Amérique. Les patentes *brutes* sont celles dans lesquelles il est dit que la maladie contagieuse règne dans les pays d'où le bâtiment est parti ou dans le voisinage, ou que des marchandises arrivées de ces pays font partie de la cargaison.

Lorsque la patente est *nette*, et qu'il n'y a pas d'avis de maladie dans le pays où elle a été délivrée, la quarantaine est plus courte, et peut n'être, suivant les cas, que de dix ou vingt-cinq jours. Elle peut, au contraire, dépasser les quarante jours quand la patente est *brute*. La quarantaine des hommes est plus courte que celle des choses, et cela avec juste raison, puisqu'il est impossible qu'un être vivant garde plus de vingt jours le germe d'une fièvre contagieuse sans que sa santé en soit altérée; tandis que des hardes et les ballots de marchandises peuvent le conserver pendant plusieurs années. La durée de la quarantaine est encore modifiée d'après les éléments de la cargaison, qui sont distingués pour cela en cargaisons susceptibles de contagion, et en cargaisons non susceptibles; la distinction est faite d'après un tableau dressé par l'administration sanitaire.

La quarantaine des marchandises se fait toujours à terre, si le navire a une patente nette; elle se fait dans les lazarets, si, au contraire, elle vient de lieux soupçonnés de peste; si le bâtiment porte des papiers qui déclarent une fièvre pestilentielle, et s'il a déjà perdu quelqu'un de l'équipage dans la route, sa quarantaine doit se faire dans une île déserte destinée à cet usage, et parfaitement isolée. Telle doit être considérée l'île *Proti*, vis-à-vis de Constantinople. Pendant cette quarantaine, les effets ou marchandises doivent être soumis à plusieurs fumigations.

La quarantaine des hommes se fait, soit à bord, soit dans le lazaret. Pour ceux qui restent à bord, les provisions leur seront fournies chaque jour de la ville. Quant aux autres, dont la quarantaine se fait dans le lazaret, ils sont obligés de recevoir trois parfums. Ceux qui sont arrivés avec la patente absolument nette auront la permission de voir leurs parents et amis à la barrière du lazaret, accompagnés de leurs gardes. Ceux de patente brute ne peuvent sortir de leur chambre qu'au bout de quinze jours; et si pendant leur durée il meurt quelqu'un du même bâtiment, même d'une maladie ordinaire, non-seulement ils ne pourront pas sortir, mais encore ils doivent recommencer la quarantaine à dater du jour de la mort.

La quarantaine du vaisseau se fait, soit dans le port, soit hors du port. Si la patente est nette, si le vaisseau arrive d'un port d'Europe, et s'il n'a eu communication avec aucun vaisseau suspect, on lui en permet immédiatement l'entrée; mais s'il arrive du Levant, des côtes de Barbarie, ou bien d'un port d'Amérique, où l'on sait que règne quelquefois la fièvre jaune; ou encore, si la patente est brute, s'il a été rencontré et visité par un vaisseau suspect, en temps de guerre; s'il a communiqué en quelque manière avec des gens ou des choses suspectes, on lui interdira l'entrée du port, et on lui fera faire sa quarantaine dans un lieu désigné à cet effet.

Au moyen des lazarets et des quarantaines, on peut empêcher l'importation et même l'extension d'une maladie contagieuse, lorsqu'elle est encore bornée à un petit nombre d'individus. Mais quand cette maladie résulte, comme le typhus, de l'entassement des hommes; lorsqu'elle se répand au milieu d'une population nombreuse, il peut y avoir encore des hôpitaux; mais l'isolement dans les lazarets n'est plus possible et n'a plus même de nécessité. Alors il faut faire du quartier de la ville ou de la province où la contagion fait ses ravages, un vaste lazaret.

FIN.

TABLE

DES MATIÈRES.

CHAPITRE II.

CHAPITRE III.

CHAPITRE IV.

CHAPITRE V.

CHAPITRE VI.

CHAPITRE VII.

FIN DE LA TABLE DES MATIÈRES.

www.ingramcontent.com/pod-product-compliance
Ingram Content Group UK Ltd.
Pitfield, Milton Keynes, MK11 3LW, UK
UKHW020546180726
13838UKWH00001B/74

9 782329 41394